Vinej Somaraj

Estilo de vida e saúde oral

Vinej Somaraj

Estilo de vida e saúde oral

Imprint

Any brand names and product names mentioned in this book are subject to trademark, brand or patent protection and are trademarks or registered trademarks of their respective holders. The use of brand names, product names, common names, trade names, product descriptions etc. even without a particular marking in this work is in no way to be construed to mean that such names may be regarded as unrestricted in respect of trademark and brand protection legislation and could thus be used by anyone.

Cover image: www.ingimage.com

This book is a translation from the original published under ISBN 978-620-2-07500-8.

Publisher:
Sciencia Scripts
is a trademark of
Dodo Books Indian Ocean Ltd. and OmniScriptum S.R.L publishing group

120 High Road, East Finchley, London, N2 9ED, United Kingdom
Str. Armeneasca 28/1, office 1, Chisinau MD-2012, Republic of Moldova, Europe
Printed at: see last page
ISBN: 978-620-7-89913-5

ÍNDICE

CAPÍTULO 1. INTRODUÇÃO

A saúde é uma entidade elusiva, mais do que a mera ausência de doença e é referida como qualidade de vida com funções sociais, emocionais, espirituais e físicas. A saúde oral é fundamental para a saúde e o bem-estar geral. Uma boca saudável permite a um indivíduo falar, comer e socializar sem sofrer de doença ativa, desconforto ou embaraço. As provas sobre a relação entre os factores do estilo de vida e a doença oral provêm principalmente de estudos de previsão. Vários factores relacionados com o estilo de vida têm sido relacionados com a ocorrência de doenças orais, tais como o comportamento individual de higiene oral, os padrões de visitas ao dentista, o consumo de hidratos de carbono, em particular o consumo de açúcar, bem como factores gerais do estilo de vida, como o tabagismo e o consumo de álcool. Dentes e gengivas saudáveis são mais do que uma questão estética ou de higiene, são uma questão de qualidade de vida. E é evidente que as doenças dentárias/orais resultam em deficiências e incapacidades físicas que têm um impacto nos aspectos sociais, emocionais e psicológicos da vida.

A saúde das gengivas e dos dentes é importante e pode ter efeitos de grande alcance na saúde geral. As mesmas bactérias que causam cáries e infecções nas gengivas podem acabar por devastar outros sistemas do seu corpo - sistemas dos quais o seu corpo depende para funcionar eficazmente. Embora os cientistas estejam apenas a começar a compreender a ligação entre bocas saudáveis e corpos saudáveis, os dentistas estão a encorajar proactivamente as pessoas a levar a sério a sua saúde oral e a torná-la uma parte regular de um estilo de vida saudável. As principais causas de morbilidade e mortalidade nos países industrializados incluem as doenças coronárias, o cancro e os acidentes. As principais doenças orais que afectam as populações são "a cárie dentária e a doença periodontal", cujos factores etiológicos são o açúcar na alimentação e a placa bacteriana. Entre outros problemas orais, o cancro oral é uma doença preocupante que afecta embora uma minoria, mas a prevalência está a aumentar em alguns países devido a factores de risco como o tabagismo e o consumo de álcool.

Já na década de 1870, as medidas de saúde pública desempenhavam um papel vital.

Uma abordagem médica centrada na doença dominou o pensamento sobre a saúde durante grande parte do século passado. Os factores determinantes da saúde são agentes como os microrganismos, que têm de ser identificados e erradicados do organismo, ou as disfunções dos sistemas corporais que têm de ser corrigidas. Durante a década de 1970, o pensamento sobre a saúde começou a considerar o papel desempenhado pelos estilos de vida e comportamentos no aparecimento de doenças crónicas degenerativas.

As novas abordagens de promoção da saúde adoptadas pela Organização Mundial de Saúde (OMS, Carta de Otava, 1987) dão ênfase à política de saúde pública e à criação de ambientes saudáveis que apoiem a produção e a disponibilidade de produtos saudáveis, facilitando assim as escolhas saudáveis das pessoas. Muitas vezes, em medicina, o estilo de vida é concebido como unidades química ou biologicamente mensuráveis, sem qualquer relação com o contexto social ou os aspectos comportamentais. O conceito de estilo de vida tem sido entendido de diferentes formas. Não existe uma teoria uniforme ou um consenso sobre o que constitui um "estilo de vida". Na maioria das vezes, o estilo de vida é entendido como comportamentos discretos que estão diretamente relacionados com os resultados em termos de saúde. Mais raramente, é entendido como um modo de vida, caso em que a sua influência é mais abrangente. O Gabinete Regional da OMS para a Europa define estilo de vida como "modos de vida gerais baseados na interação entre condições de vida em sentido lato e padrões individuais de comportamento determinados por factores socioculturais e características pessoais". O estilo de vida está estreitamente ligado ao contexto socioeconómico, ou seja, a parâmetros também relacionados com a saúde.

As doenças orais estão intimamente ligadas ao estilo de vida. A urbanização, a industrialização e a socialização, sendo mudanças na vida social, afectam a saúde oral e geral das pessoas. O tabagismo, o consumo de álcool, os hábitos alimentares e a atividade física foram utilizados como indicadores do estilo de vida. Uma análise mais abrangente do estilo de vida geral pode ajudar a compreender melhor os antecedentes das doenças orais.

CAPÍTULO 2. NUTRIÇÃO E SAÚDE ORAL

A nutrição é definida como a ciência da forma como o corpo utiliza os alimentos para satisfazer as necessidades de desenvolvimento, crescimento, reparação e manutenção. Existem seis classes de nutrientes presentes nos alimentos: Hidratos de carbono, gorduras, proteínas, vitaminas, minerais e água; dos quais os hidratos de carbono, as gorduras e as proteínas são nutrientes produtores de energia, ou seja, fornecem calorias e permitem que o corpo gere energia para realizar as suas funções. As vitaminas, os minerais e a água facilitam uma série de actividades do organismo.

As doses de referência dietéticas são, de facto, compostas por um conjunto de quatro valores de referência diferentes:

1. DDR (Dose Diária Requerida): a dose média diária de um nutriente que é suficiente para satisfazer as necessidades de quase todas as pessoas saudáveis.

2. Dose adequada: nível de um nutriente baseado nas doses observadas em grupos de pessoas saudáveis quando não é possível estabelecer uma DDR.

3. Nível máximo de ingestão tolerável: a ingestão diária mais elevada de um nutriente que provavelmente não representa qualquer risco de toxicidade para a maioria das pessoas saudáveis.

4. Necessidade média estimada: a quantidade de um nutriente que se estima satisfazer a necessidade de metade de todas as pessoas saudáveis de uma população.

A lei sobre rotulagem e educação nutricional de 1990 introduziu alterações na forma como os consumidores são informados sobre o conteúdo nutricional dos alimentos que compram. Os rótulos devem indicar o nome do produto, o fabricante, o embalador e os distribuidores, o conteúdo líquido, os ingredientes, em predominância decrescente por peso, o tamanho da dose, as doses por recipiente e as quantidades de nutrientes específicos.

Para além de indicar o tamanho da porção e as porções por recipiente, são indicadas a energia total (kcal), a energia alimentar proveniente da gordura (kcal), a gordura total (gramas), a gordura saturada (gramas), o colesterol (miligramas), o sódio (miligramas), os hidratos de carbono totais, incluindo amido, açúcar e fibra (gramas) e as proteínas (gramas). Devem também ser indicados os teores de vitamina A, vitamina C, ferro e cálcio, em comparação com uma norma para estes nutrientes.

Para além disso, o valor diário percentual permite aos consumidores estimar a forma como um determinado alimento se enquadra na sua ingestão diária total. Baseia-se numa dieta de 2000 kcal/dia e os consumidores devem aumentar ou diminuir a sua estimativa, consoante consumam mais ou menos de 2000 kcal.

CARBOIDRATOS

O adulto médio armazena cerca de 300 g de hidratos de carbono no fígado e no tecido muscular sob a forma de glicogénio. A principal função dos hidratos de carbono é alimentar o organismo; o tecido do sistema nervoso central, em particular, depende dos hidratos de carbono para funcionar corretamente. Os hidratos de carbono fornecem 4kcal/gm.

O consumo de quantidades adequadas de hidratos de carbono permite igualmente que as proteínas sejam utilizadas para o anabolismo temporal e para as suas principais funções metabólicas e não como fonte de energia; diz-se assim que os hidratos de carbono "poupam as proteínas". Sem hidratos de carbono, o metabolismo das gorduras é incompleto e resulta na formação de metabolitos intermédios denominados "corpos cetónicos".

Os hidratos de carbono são geralmente classificados como simples (açúcares) ou complexos (amidos, fibras). As fibras alimentares proporcionam benefícios notáveis para a saúde, como a prevenção da obstipação, a redução do colesterol no sangue e a estabilização dos níveis de glucose no sangue. Além disso, o consumo diário recomendado de 20 a 35 g de alimentos que contêm fibras pode diminuir a quantidade de alimentos com menos nutrientes na dieta. Os alimentos com elevado teor de fibras tendem a deixar a pessoa saciada e com menor probabilidade de consumir calorias em excesso.

De acordo com o inquérito nacional sobre saúde e nutrição de 1999-2002, 65% dos adultos e 16% das crianças com idades compreendidas entre os 6 e os 18 anos têm excesso de peso (IMC de 25 a 29,9 para os adultos ou superior ao percentil 85% nos gráficos de crescimento do índice de massa corporal para a idade para as crianças) ou são obesos (índice de massa corporal igual ou superior a 30 para os adultos ou superior ao percentil 95% para as crianças). Para além de uma tendência geral para o aumento das taxas de excesso de peso e obesidade, alguns grupos étnicos parecem estar em maior risco, com mais crianças afro-americanas e hispânicas não hispânicas nestas categorias do que crianças caucasianas não hispânicas. Além disso, estas crianças de maior risco têm maior probabilidade de desenvolver cáries dentárias e de consumir grandes quantidades de açúcar adicionado. O açúcar adicionado contribui para uma saúde oral deficiente, mas também reduz a qualidade da dieta e aumenta o risco de obesidade. Os açúcares naturais encontram-se naturalmente nos alimentos e as dietas ricas em açúcares naturais tendem a ser de boa qualidade. Os açúcares adicionados são colocados nos produtos durante o processamento, a cozedura, a preparação dos alimentos ou à mesa e encontram-se frequentemente em alimentos ricos em gordura. Limitar a ingestão de açúcares adicionados a 25% ou menos da energia total, tal como recomendado nas doses de referência dietéticas (DRIs) para os macronutrientes, tenderia a evitar o aumento das taxas de cáries dentárias, dos níveis de lípidos no sangue, da obesidade e das doenças coronárias que acompanham a ingestão excessiva de açúcares adicionados, que incluem 6% a 10% da ingestão total (Pirâmide Alimentar do Departamento de Agricultura dos EUA) e menos de 10% da energia total (OMS). Um maior consumo de fibras alimentares está associado a um menor peso corporal. As crianças que consomem grandes quantidades de fibra alimentar tendem a ter uma dieta de melhor qualidade do que as crianças que consomem menos. A recomendação de fibra nas DRIs para macronutrientes é de 4gm de fibra total por 1000 quilocalorias (kcal) de ingestão total de energia para crianças em idade pré-escolar nos EUA. Este nível de ingestão foi escolhido como prevenção de doenças cardiovasculares, cancro, obesidade e diabetes. Para evitar uma ingestão muito elevada de fibras, que pode causar obstipação e diminuir a absorção de nutrientes no intestino, a Academia Americana de Pediatria recomendou uma ingestão de fibras alimentares de 0,5 gm/kg de peso corporal. As DRIs expressam a recomendação em termos da soma da fibra alimentar e funcional, que é adicionada aos alimentos durante a produção ou fornecida como suplemento.

Mesmo com um aumento da ingestão total de energia, as crianças que ingeriam mais fibras tinham uma dieta de melhor qualidade. As crianças que cumpriam ambas as recomendações de ingestão tinham as dietas de melhor qualidade. Para que mais crianças cumpram ambas as recomendações, pode ser necessário promover a ingestão de cereais ricos em fibras; pão, massa ou arroz integrais; e feijões enlatados junto dos encarregados de educação das crianças em idade pré-escolar.

O açúcar, legalmente definido como sacarose, tem sido acusado de causar hiperatividade, comportamento criminoso, obesidade e uma série de outras doenças. Uma abundância de açúcares refinados na alimentação pode contribuir para o aparecimento de cáries dentárias e para a deslocação de nutrientes. Isto pode esgotar a reserva de nutrientes do corpo e resultar em desequilíbrios de nutrientes que podem afetar o desenvolvimento adequado, a cicatrização de feridas e a resposta imunitária.

O mel está atualmente a ser investigado para utilização em medicina dentária como agente antibacteriano. Apesar de ser considerado tão cariogénico como a sacarose, as propriedades benéficas de certos méis (antioxidantes, anti-inflamatórias, antimicrobianas) podem ultrapassar os riscos.

Os edulcorantes alternativos, como os álcoois (por exemplo, sorbitol, xilitol), o aspartame, a sacarina, a sucralose e o acessulfame k também estão disponíveis em produtos alimentares; não contribuem para a cárie dentária e podem ser utilizados como substitutos do açúcar em vários produtos alimentares. Foi demonstrado que o xilitol na forma de pastilha elástica inibe a atividade do Streptococcus mutans e tem sido aplicado como parte do regime de controlo das cáries. Além disso, o xilitol estimula a produção de saliva e os iões de bicarbonato gerados ajudam a neutralizar os ácidos da placa bacteriana.

LIPÍDEOS

Os lípidos alimentares são uma excelente fonte de energia. Fornecem 9 kcal/gm, mais do dobro da quantidade gerada pelos hidratos de carbono/proteínas. A gordura, armazenada sob a forma de tecido adiposo no corpo, serve para proteger os órgãos internos, regular a temperatura e armazenar energia para os períodos de fome. A gordura alimentar é uma fonte de vitaminas lipossolúveis (A, D, E e K) e de dois ácidos gordos vitais (ácido linoleico e ácido linolénico).

As gorduras são componentes de vários materiais do corpo, incluindo o tecido adiposo, o tecido nervoso, as hormonas e as prostaglandinas, o colesterol e os componentes celulares (fosfolípidos). Os lípidos alimentares são frequentemente classificados pelas suas estruturas químicas como triglicéridos, fosfolípidos e esteróis. Os triglicéridos presentes nos alimentos são geralmente uma mistura destas gorduras, mas muitas vezes contêm mais do que um tipo.

As gorduras saturadas encontram-se predominantemente em produtos de origem animal, como a carne e os lacticínios. As gorduras monoinsaturadas encontram-se geralmente em produtos vegetais, como o azeite e os amendoins. As gorduras polinsaturadas são também derivadas de plantas, por exemplo: óleo de milho, óleo de soja e óleo de girassol. Há algumas excepções notáveis: os óleos de coco, de palma e de palmiste são maioritariamente saturados, enquanto os óleos de peixe contêm maioritariamente gorduras polinsaturadas. As gorduras polinsaturadas podem ainda ser classificadas como gorduras ómega 3 ou gorduras ómega 6. As gorduras polinsaturadas ómega 3 têm a sua primeira ligação dupla no terceiro carbono a partir da extremidade metílica da molécula. Estas gorduras incluem o ácido linolénico e a investigação indica que podem ter benefícios para a saúde.

Estudos populacionais indicam que os ácidos gordos ómega 3 podem diminuir o risco de colesterol e de doenças cardíacas, reduzindo a pressão arterial e prevenindo a formação de coágulos sanguíneos. A principal fonte de gorduras ómega 3 é o peixe e os óleos de peixe. As gorduras ómega 6 são assim designadas porque a sua primeira ligação dupla está no sexto ácido e encontram-se principalmente nos vegetais e nas carnes. As gorduras devem constituir pelo menos 3% das calorias diárias (Kcal) para manter a saúde e evitar carências de ácidos gordos. O adulto médio necessita de cerca de 1 colher de sopa de gorduras polinsaturadas por dia para fornecer ácido linolénico suficiente para a saúde. Escolher porções mais pequenas de alimentos ricos em gordura também pode ser útil.

Nos últimos anos, surgiram no mercado substitutos de gordura. Por exemplo, Simplesse é um substituto de gordura feito de proteínas do leite e claras de ovo. É utilizado em produtos lácteos e à base de óleo para proporcionar a "sensação de boca" da gordura, sem as calorias. Olestra, uma gordura sintética à base de sacarose, é frequentemente utilizada em alimentos sem gordura. Como não é digerida ou absorvida, não fornece calorias.

As gorduras são importantes para a saúde oral, na medida em que os fosfolípidos são um componente estrutural das membranas celulares, do esmalte dentário e da dentina. As gorduras estão envolvidas no início da calcificação e mineralização dos dentes e ossos. A investigação indica que os alimentos ricos em gordura tendem a ser inibidores da cárie dentária.

Os doentes podem estar a consumir suplementos de óleo de peixe pelos possíveis benefícios para a saúde dos ácidos gordos ómega 3; além disso, estes produtos podem produzir um efeito anti-coagulante, tornando o doente mais propenso a hemorragias pós-operatórias e a uma cicatrização retardada da ferida após um procedimento cirúrgico oral. Os prestadores de cuidados de saúde oral devem estar cientes de que alguns doentes preocupados com o teor de gordura da sua dieta podem reduzir drasticamente a ingestão de gordura, com potenciais consequências. Estes doentes podem apresentar sensibilidade ao frio, pele seca, cabelo baço e aparência magra. O dentista deve informar-se sobre a dieta destes doentes e sugerir a consulta de um médico se houver suspeita de restrição de gorduras. Os bebés e as crianças nos primeiros 2 anos de vida não devem ter restrições de gorduras na dieta, uma vez que tal pode contribuir para a falta de crescimento.

PROTEÍNAS

As proteínas alimentares acabam por ser degradadas no conjunto dos aminoácidos que as compõem, a partir dos quais o organismo pode obter materiais de construção. Uma das principais funções das proteínas é a construção, reparação e substituição dos tecidos do corpo. As proteínas também funcionam como enzimas, hormonas, reguladores do equilíbrio de fluidos e ácido-base, moléculas de transporte e anticorpos. Fornecem 4 Kcal/gm. A DDR para as proteínas é de 0,8gm/Kg; assim, um homem adulto de 150lb atingiria a DDR com cerca de 54gm de proteínas por dia.

As proteínas de má qualidade fornecem um fornecimento desequilibrado de aminoácidos para que o organismo não possa As proteínas completas contêm todos os aminoácidos essenciais; são as de melhor qualidade. Os produtos de origem animal contêm proteínas completas; os alimentos vegetais podem ser limitados num ou mais aminoácidos, por exemplo: ovo e soja. Os alimentos proteicos geralmente não são cariogénicos, embora possam ser ricos em gordura. Os doentes, especialmente os adultos mais velhos, podem não conseguir consumir proteínas suficientes na sua dieta se tiverem dentaduras mal ajustadas, forem desdentados, sofrerem alterações gustativas associadas ao envelhecimento e/ou a medicamentos, ou se tiverem fundos limitados ou não tiverem acesso a uma mercearia. As proteínas alimentares inadequadas podem predispor essas pessoas a uma diminuição da função imunitária, a uma cicatrização deficiente das feridas e a infecções orais.

ÁGUA

A água é um nutriente essencial para a vida, através do qual ocorrem todos os processos corporais. Os nutrientes e os produtos residuais são transportados através do corpo pela água. A água serve o corpo como solvente, lubrificante, amortecedor de choques, regulador da temperatura, regulador do volume sanguíneo e componente estrutural de numerosas moléculas e participa numa variedade de reacções químicas dentro do corpo. A água no corpo é basicamente extracelular ou intracelular. O fluido intracelular representa $2/3^{rd}$ da água do corpo e é rico em fosfato e potássio. O restante é um fluido extracelular que indica o fluido intersticial (rico em sódio e cloro), plasma e água estrutural, como nos ossos e na pele. O adulto médio necessita de 2000 ml a 3000 ml de água por dia (7 a 12 chávenas). A gravidez e a lactação aumentam ainda mais as necessidades de líquidos. Muitos tipos de carne e queijos têm até 50% de água, enquanto os frutos e legumes podem ter até 95% de água. A sede é a primeira regulação da ingestão de água em resposta a alterações sentidas pela boca, pelo hipotálamo e pelos nervos.

A mucosa oral é muito sensível ao volume de fluidos. A xerostomia, a língua ou as membranas mucosas secas, encolhidas e fissuradas e a pele seca podem ser observadas em doentes que apresentem um défice de volume de fluidos. O dentista deve inquirir sobre os medicamentos que estão a ser tomados e a ingestão de líquidos e de alimentos nestes doentes. Os doentes com edema podem notar que a sua prótese fica apertada e podem apresentar irritações da mucosa relacionadas com alterações no ajuste da prótese. O consumo de quantidades adequadas de água numa base diária é importante para a promoção da saúde. Os doentes com um compromisso imunitário, os bebés, as crianças e os idosos podem ser mais susceptíveis aos contaminantes da água potável.

VITAMINAS

As vitaminas são um grupo de nutrientes essenciais necessários em quantidades muito reduzidas para a participação e as reacções químicas no organismo. Não são nutrientes produtores de energia, mas permitem a libertação de energia dos hidratos de carbono, das gorduras e das proteínas para o bom funcionamento do organismo. As vitaminas disponíveis nos alimentos podem estar numa forma ativa ou inativa. Os precursores inactivos ou provitaminas são posteriormente alterados quimicamente para a forma ativa da vitamina. As vitaminas são compostos orgânicos e podem ser destruídas. Exemplo: o aquecimento prolongado pode destruir quase metade da tiamina nos alimentos, o oxigénio destrói a vitamina C e a luz causa a perda de riboflavina no leite. A transformação dos alimentos destrói-as ou remove-as e substitui-as através do processo de enriquecimento (ex: pão e cereais). O enriquecimento e a fortificação são efectuados para prevenir as carências de nutrientes na população. As vitaminas são geralmente classificadas como solúveis em água ou solúveis em gordura. As vitaminas hidrossolúveis incluem a vitamina C e as vitaminas do complexo B (tiamina, riboflavina, niacina, folato, vitamina B6, vitamina B12, biotina e ácido pantoténico). As vitaminas lipossolúveis incluem as vitaminas A, D, E e K. A composição da dieta e as condições do corpo afectam a biodisponibilidade das vitaminas.

Admitiu-se que existem muitas provas para apoiar a hipótese avançada por Mellanby e outros de que o controlo da cárie dentária está definitivamente correlacionado com a vitamina D e o metabolismo do cálcio e do fósforo. No entanto, está longe de estar adequadamente estabelecida. O trabalho anterior de Mellanby, Pattison e Proud sugeriu que a adição de vitaminas lipossolúveis, principalmente a D, retardava o desenvolvimento de cavidades cariosas e provocava a paragem da cárie ativa. Este trabalho foi criticado pelo facto de o período experimental (7 meses) ter sido demasiado curto e de as crianças serem todas tuberculosas e, por conseguinte, já estarem sujeitas a um metabolismo anormal do cálcio. Para além disso, os trabalhos dos mesmos investigadores apenas serviram para confirmar os resultados anteriores.

As investigações de Weston Price apontam para que a melhoria da condição dentária se deva a uma melhoria geral da dieta e não à adição de qualquer fator específico. Price relatou o "controlo das cáries dentárias com uma eficácia de 90%, mesmo nos piores casos", após a adição de activadores lipossolúveis provenientes da manteiga e do óleo de fígado de bacalhau, com reforços dos minerais do leite e do conteúdo mineral de cereais seleccionados. A partir de 6 meses de observação, ele relatou dez vezes mais cáries naqueles que não receberam concentrados de activadores.

As conclusões de Mc Beath sugerem que o controlo dietético da cárie dentária teve uma duração limitada após a retirada das dietas protectoras. Ele considerou a radiação da lâmpada de quartzo-mercúrio mais eficaz do que o viosterol ou o óleo de fígado de bacalhau. É difícil conciliar estes resultados com a observação de muitos investigadores em relação à distribuição geográfica da cárie dentária. A doença é galopante em muitos países tropicais onde a produção de vitamina D através da irradiação da pele é máxima.

MINERAIS

Fornecem componentes estruturais para o corpo (por exemplo, sob a forma de ossos e dentes). Permitem o funcionamento dos nervos e dos músculos, a coagulação do sangue, o crescimento e a reparação dos tecidos, o equilíbrio ácido-base dos fluidos corporais e actuam como cofactores das enzimas nas reacções químicas do organismo.

Os principais minerais incluem o cálcio, o magnésio, o fósforo, o potássio, o sódio, o cloreto e o enxofre. Os oligoelementos são necessários em menor quantidade: flúor, ferro, zinco, selénio, crómio, cobre, iodo, molibdénio e manganês. As principais fontes de minerais da dieta incluem alimentos de origem vegetal e animal. Ao contrário das vitaminas, os minerais e os elementos inorgânicos não são tão susceptíveis de serem destruídos através do armazenamento, manuseamento ou práticas culinárias. Alguns alimentos vegetais contêm aglutinantes, como oxalatos, taninos ou fitatos, que ligam os minerais que contêm, tornando-os indisponíveis para a digestão e absorção.

CAPÍTULO 3. NUTRIÇÃO E CÁRIE DENTÁRIA

A cárie dentária é uma doença infecciosa dependente da dieta, atribuída principalmente à presença de bactérias orais. A educação dietética e nutricional adequada ao contexto dentário é uma gestão essencial da cárie dentária e da qualidade de vida do doente ao longo do tempo. A desnutrição, sob a forma de deficiências de energia proteica e de vitaminas D e A, tem sido associada à hipoplasia do esmalte e ao aumento da suscetibilidade do dente às lesões de cárie. A cárie está principalmente associada a escolhas dietéticas, mas pode ser secundariamente influenciada pelo estado nutricional que pode existir ao longo da vida.

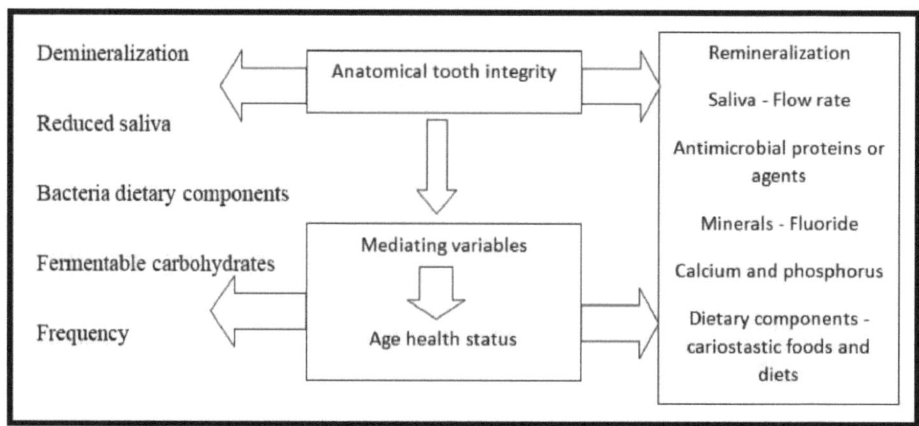

Uma deficiência na formação de bases associada a uma produção inadequada de saliva pode ser tão importante no desenvolvimento da cárie dentária como a formação excessiva de ácido a partir de hidratos de carbono fermentáveis associados à dieta. Um ambiente oral enriquecido com hidratos de carbono fermentáveis da dieta pode alterar a microflora da boca de um estado não cariogénico para um estado cariogénico.

Alimentos específicos: bactérias orais e substâncias dietéticas têm apoiado coletivamente o papel dos açúcares dietéticos na etiologia da cárie dentária. Os amidos não podem servir diretamente como substrato para a formação de bactérias orais. Grãos e vegetais como a batata, o trigo e o feijão contêm grânulos de amido que são danificados quando sujeitos ao calor e a forças mecânicas, levando à formação de amido gelatinizado.

Formas únicas dos alimentos: os edulcorantes nutritivos (fontes de energia) como o açúcar de mesa, o mel, o melaço, o xarope de milho rico em frutose, a dextrose e os álcoois de açúcar (formas alcoólicas dos monossacáridos) são extrínsecos e adicionados aos alimentos e bebidas. Os cereais, frutas e vegetais que ocorrem naturalmente são fontes de açúcares intrínsecos encapsulados em alimentos que incluem outras proteínas, fibras não digeríveis e constituintes de ácidos gordos. A cariogenicidade depende da composição, textura, solubilidade, capacidade de retenção e taxa de depuração salivar dos alimentos e não apenas do teor de açúcar.

Acidez baixa a alta: legumes crus < frutos secos < leite < salgadinhos de milho < fruta fresca < gelado < batatas fritas < frutos secos.

Factores dietéticos na prevenção da cárie

Assim como existem componentes alimentares e alimentos integrais que promovem o processo de cárie, existem outros que são protectores e actuam para melhorar o processo de remineralização. Estes alimentos são referidos como sendo "anticarcinogénicos" ou "cariostáticos". Eles actuam para neutralizar os ácidos, restaurar o esmalte ou estimular a saliva, com os seus efeitos benéficos. O leite tem implicações benéficas no controlo das cáries. Acredita-se que o cálcio e o fósforo ligados às proteínas de caseína no leite são responsáveis por um efeito protetor no esmalte dos dentes. O queijo é considerado um excelente alimento anti-cariogénico. Quando consumido depois de um alimento açucarado, estimula fortemente o fluxo salivar, resultando num efeito tampão e na neutralização dos ácidos da placa bacteriana. O leite e o queijo contêm o péptido fosfórico da caseína que parece reduzir a desmineralização e aumentar a remineralização.

Substitutos do açúcar e edulcorantes alternativos

Os álcoois de açúcar nutritivos, incluindo o sorbitol, o manitol e o xilitol, têm 40 a 75% do conteúdo calórico da sacarose e são reconhecidos como tendo um baixo potencial de produção de cáries. O xilitol, que é derivado de bétulas, espigas de milho, aveia, morangos e bananas, tem recebido a maior atenção dos profissionais de medicina dentária. As gomas de mascar e pastilhas de xilitol após uma refeição ou lanche são geralmente eficazes na redução das cáries. O consumo de xilitol a curto prazo está associado à diminuição dos níveis de Streptococcus mutans na saliva e na placa bacteriana. Para além de diminuir as cáries dentárias, o xilitol pode também diminuir a transmissão de S. mutans de mães para filhos.

Recomendações dietéticas

Termos como cariogénico ou promoção da cárie, utilizados na descrição de alimentos e dietas associados à cárie dentária, evitam a sua utilização. A inclusão de leite ou de iogurte magro numa refeição ou num lanche irá encorajar um efeito cariostático. A ingestão de alimentos mastigáveis (amendoins) combinados com alimentos que têm um efeito mínimo no fluxo salivar (sumo de maçã) e a ingestão de alimentos acidogénicos como as bolachas (hidratos de carbono fermentáveis) combinados com alimentos mais básicos como o atum (proteína de alta qualidade) podem alterar o ambiente oral para melhorar a manutenção da integridade dos dentes.

Rastreio e educação dietética na prática dentária

As actividades de rastreio devem incluir a avaliação dos determinantes da ingestão alimentar e dos comportamentos que estão associados ao estado de saúde dentária e ao risco de cárie. Os hidratos de carbono fermentáveis interagem dinamicamente com as bactérias orais e a saliva e estes alimentos continuarão a ser uma parte importante de uma dieta saudável. Os profissionais de saúde dentária podem servir os pacientes com teses e o público, prestando cuidados de saúde oral abrangentes e promovendo comportamentos de estilo de vida para melhorar a saúde oral e geral dentro das limitações de tempo da sua prática.

CAPÍTULO 4. NUTRIÇÃO E DOENÇA PERIODONTAL

As alterações da resposta imunitária aumentam o risco e a extensão das doenças infecciosas, como a doença periodontal. A deterioração da saúde oral está altamente correlacionada com a deterioração da saúde geral, pelo que é essencial que o doente esteja bem nutrido para responder ao desafio das doenças infecciosas como as doenças periodontais.

Nutrição do hospedeiro e biofilme da placa bacteriana

A nutrição tem um efeito direto e indireto no desenvolvimento e na composição do biofilme da placa bacteriana. O principal mecanismo pelo qual a nutrição tem impacto no biofilme é através de um fornecimento direto de nutrientes específicos (como a sacarose) como substratos para energia, azoto ou carbono para as bactérias. O segundo mecanismo através do qual a nutrição tem um impacto (indireto) no biofilme da placa é através do seu efeito na produção de subprodutos metabólicos de um organismo que fornecem nutrientes a outros organismos. O terceiro mecanismo pelo qual a nutrição tem impacto no biofilme é através da produção de polímeros específicos utilizados por outras bactérias. Por último, a nutrição tem um impacto indireto no biofilme da placa bacteriana através de subprodutos do metabolismo bacteriano de um nutriente que alteram o ambiente do biofilme, influenciando assim as bactérias que o colonizam.

Interação entre imunidade, infeção e estado nutricional

A nutrição é um "determinante crítico da resposta imunitária" devido ao facto de "os nutrientes derivados de fontes alimentares, como as proteínas, os hidratos de carbono e as gorduras, bem como os micronutrientes, as vitaminas e os minerais, interagirem com as células imunitárias na corrente sanguínea, nos gânglios linfáticos e no sistema imunitário especializado do trato gastrointestinal". O efeito destes nutrientes depende de vários factores

1. Concentração de um nutriente e sua interação com outro nutriente essencial,

2. A duração do desequilíbrio de nutrientes, e

3. A idade do anfitrião.

As células epiteliais têm taxas rápidas de metabolismo, diferenciação e maturação, o que repara um fornecimento constante de nutrientes essenciais. As células da mucosa oral mudam a cada 3 a 7 dias, o que torna a cavidade oral um dos indicadores mais sensíveis de um estado nutricional adequado. A mucosa intacta é especialmente importante no ambiente oral, uma vez que está sob constante ataque de um microrganismo e corre um elevado risco de trauma devido aos alimentos e às actividades de higiene oral.

Efeito da alimentação na resposta imunitária

Os dados epidemiológicos e clínicos sugerem que as deficiências nutricionais alteram a resposta imunitária e aumentam o risco de infeção. A maior parte dos mecanismos de defesa do hospedeiro estão comprometidos na malnutrição proteico-energética. A gravidade e a extensão da disfunção da função imunitária na malnutrição dependem de vários factores que incluem

1. Taxa de proliferação celular

2. A quantidade e a taxa de síntese de proteínas, e

3. O papel dos nutrientes nas diferentes vias metabólicas.

Em modelos animais, o volume e as propriedades antimicrobianas da saliva são também gravemente comprometidos quando a ingestão de proteínas desce para 5% a 8% das calorias. Uma das propriedades antimicrobianas diminuídas na saliva por uma restrição na ingestão de proteínas é a quantidade de imunoglobina segregada, como a IgA. A concentração de lisozima na saliva também diminui como resultado de uma redução na produção de monócitos e neutrófilos. Além disso, a adesão bacteriana às células epiteliais parece estar aumentada na PEM, aumentando assim o risco de invasão e infeção. Este comprometimento das propriedades antimicrobianas da saliva leva a um crescimento excessivo de microrganismos patogénicos, particularmente da microflora anaeróbia. Todos estes factores actuam em conjunto para deprimir tanto a resposta imunitária inata como a adaptativa, o que aumenta o risco de infeção.

Deficiências de micronutrientes e resposta imunitária

As alterações na resposta imunitária ocorrem no início da redução da ingestão de micronutrientes:

NUTRIENTES	FUNÇÃO	IMPACTO DA DEFICIÊNCIA NA RESPOSTA IMUNITÁRIA
Consumo de proteínas e energia	Metabolismo energético Síntese de ADN/ARN	↓ propriedades antimicrobianas salivares ↓ produção de imunoglobulinas ↓ lisozimas ↓ adesão bacteriana ↓ ativação de linfócitos ↓ produção de linfócitos
Vitamina A	Diferenciação e proliferação celular. Integridade do sistema imunitário	↓ diferenciação das células imunitárias ↓ resposta a antigénios ↓ produção de anticorpos t adesão bacteriana ↓ produção de imunoglobulinas ↓ produção de linfócitos
Vitamina C	Antioxidante que reduz os radicais livres que causam danos no ADN das células imunitárias	↓ função fagocítica dos neutrófilos e macrófagos ↓ resposta de anticorpos ↓ atividade das células T

		citotóxicas
Riboflavina, vitamina B e ácido pantoténico	Coenzimas em processos metabólicos	↓ síntese de anticorpos ↓ atividade das células T citotóxicas ↓ resposta dos linfócitos
Ácido fólico e vitamina B12	Envolvido na síntese de ADN/ARN	↓ produção de linfócitos ↓ atividade das células T citotóxicas ↓ função fagocítica dos neutrófilos
Zinco	Mais de 100 enzimas associadas aos hidratos de carbono e ao metabolismo energético. Catabolismo e síntese de proteínas síntese de ácidos nucleicos.	↓ resposta de anticorpos ↓ função fagocítica dos macrófagos ↓ Proliferação de células B e de células T
Ferro	Envolvido na hemoglobina, mioglobina e sistema citocromo.	↓ proliferação de linfócitos ↓ atividade citotóxica dos neutrófilos ↓ resposta de anticorpos

População em risco de alteração dos estados imunitários

As alterações da imunidade podem resultar numa diminuição da capacidade de resposta a um desafio bacteriano. A diminuição da imunidade pode ser uma doença de imunodeficiência primária ou secundária. A depressão imunitária ocorre habitualmente na SIDA, no cancro, nos transplantes de órgãos e nas doenças auto-imunes, como a artrite reumatoide e o lúpus eritematoso. Para além dos efeitos directos no sistema imunitário, estas doenças também têm impacto na absorção de nutrientes, na ingestão alimentar inadequada devido à anorexia e no aumento da necessidade de alguns nutrientes. O estado nutricional pode também ser afetado pela interação entre medicamentos e nutrientes, como acontece com os corticosteróides, a Dilantina, o metotrexato e a ciclosporina utilizados no tratamento de doenças e afecções crónicas.

Efeitos da ingestão alimentar na saúde periodontal

Os dados epidemiológicos do NHANES-3 sugerem que as probabilidades de ter a doença periodontal eram 20% maiores com uma baixa ingestão de vitamina C. Os dados do NHANES-3 relativos à ingestão de cálcio sugerem que existe um risco 56% maior de doença periodontal com uma ingestão de cálcio de 500mg/dia e um risco 27% maior para aqueles que consomem de 500mg/dia a 800mg/dia de cálcio. Os investigadores colocam a hipótese de este efeito poder dever-se às substâncias antioxidantes presentes nos frutos e vegetais que promovem a cicatrização dos tecidos periodontais. Quanto à baixa probabilidade de gengivite nos adolescentes com maior ingestão de cálcio e riboflavina, o efeito pode ser explicado pela importância desses nutrientes na manutenção da resistência do hospedeiro e da saúde periodontal.

O estado nutricional anterior do doente, a natureza e a duração da infeção e a ingestão alimentar durante a recuperação são aspectos importantes da nutrição que devem ser considerados para melhorar os resultados do tratamento periodontal, bem como de outros procedimentos dentários invasivos. Uma avaliação nutricional ajudará a identificar os indivíduos com um estado nutricional marginal ou com maus hábitos alimentares que beneficiarão de uma reabilitação nutricional antes de um tratamento dentário extenso.

A manutenção da ingestão natural é importante ao longo da vida, mas talvez seja mais importante para as pessoas idosas, nas quais as deficiências nutricionais podem contribuir para o aumento da mobilidade e para a morte prematura. Uma diminuição da quantidade e da qualidade dos alimentos consumidos leva a uma diminuição da ingestão de energia e, subsequentemente, à subnutrição. A desnutrição, por sua vez, está associada a uma diminuição das capacidades funcionais, a uma maior suscetibilidade a infecções, a um aumento das hospitalizações e a uma maior mortalidade. A manutenção da dentição natural ou o fornecimento e a manutenção de próteses mandibulares adequadas são importantes para a ingestão de nutrientes para apoiar a saúde sistémica.

A nutrição, a atividade física e o tabagismo estão entre os principais factores modificáveis do estilo de vida relacionados com as doenças cardiovasculares e o cancro. Os dados sugerem que a melhoria destes factores pode prevenir as limitações funcionais que estão fortemente associadas à idade avançada, podendo assim conduzir a um envelhecimento mais saudável, mais ativo e mais independente. (23)

A relação entre a perda dentária e a ingestão nutricional é importante. A dieta tem um papel na causa e prevenção de várias doenças sistémicas, como as doenças cardiovasculares, e as alterações prejudiciais na ingestão alimentar causadas por um mau estado dentário são propostas como um dos mediadores da saúde oral como fator de risco para as doenças cardiovasculares. A avaliação e as recomendações dietéticas podem ser incorporadas nas consultas dentárias para proporcionar um maior benefício aos pacientes. A perda de dentes reduz a capacidade mastigatória e, por conseguinte, pode alterar a seleção de alimentos. O estudo longitudinal Veterans Administration Dental concluiu que a perda dentária está associada a uma diminuição do desempenho mastigatório, da facilidade de mastigação e da aceitabilidade de alguns alimentos específicos. O comportamento saudável e o estatuto socioeconómico podem confundir a associação entre nutrição e saúde oral, sendo improvável que os seus efeitos de confusão sejam completamente eliminados.

Os hábitos alimentares e a ingestão de nutrientes são importantes ao longo da vida. Uma diminuição da qualidade e da quantidade dos alimentos consumidos leva a uma diminuição da ingestão de energia e de nutrientes e, subsequentemente, à subnutrição. A malnutrição, por sua vez, está associada a uma diminuição das capacidades funcionais, a uma maior suscetibilidade a infecções, a um aumento do número de hospitalizações e a uma maior mortalidade.

A manutenção da dentição natural ou o fornecimento e a manutenção de próteses mandibulares adequadas são importantes para a ingestão de nutrientes para apoiar a saúde sistémica. Numerosos estudos concluíram que um menor número de dentes remanescentes, o edentulismo, uma pior função mastigatória e outros problemas orais estão associados a uma menor ingestão de nutrientes. Os indivíduos com menos pares de dentes opostos tinham maior probabilidade de evitar alimentos fibrosos, como a carne, vegetais estaladiços, como a cenoura e o aipo, e pão. Os estudos também descobriram que a ingestão de vegetais e fibras alimentares era significativamente menor entre as pessoas desdentadas do que entre as que tinham uma dentição natural intacta. Os cuidados dentários regulares para substituir os dentes em falta e manter a função da prótese podem ser fundamentais para a manutenção da qualidade da dieta e da ingestão adequada de nutrientes nos idosos. A constatação de que a fraca retenção ou estabilidade das dentaduras mandibulares estava relacionada com a ingestão inadequada de vários nutrientes e com a má qualidade da dieta tem implicações importantes para os dentistas. Em indivíduos com menos dentes ou com próteses mal ajustadas, as recomendações para aumentar o consumo de carne, legumes e produtos lácteos melhorariam a ingestão de proteínas, ferro, zinco, fósforo e magnésio, e as frutas e legumes melhorariam a ingestão de folato, tiamina, riboflavina e ácido pantoténico. O consumo reduzido de nutrientes associado a um menor número total de dentes naturais ou a próteses mal ajustadas pode aumentar a morbilidade e acelerar a morte dos idosos. Tanto as deficiências proteicas como as de zinco diminuem a função imunitária, aumentando assim a suscetibilidade dos idosos às infecções. A baixa concentração de folato no soro é um fator de risco para as doenças cardiovasculares. A ingestão e o estado marginal da vitamina C têm sido associados à diminuição da função cognitiva, ao aumento da doença arterial periférica e à doença periodontal, particularmente nos fumadores. O consumo de leite pode ser indicativo de um estilo de vida saudável e está inversamente associado a comportamentos, incluindo o tabagismo e o consumo excessivo de álcool, que estão associados à perda de dentes.

CAPÍTULO 5. DIETA E CANCRO ORAL

Durante a história da humanidade, as populações sofreram alterações nas relações ecológicas que modificaram a sua dieta e, consequentemente, alteraram a sua experiência de doença. As primeiras populações humanas eram caçadores-recolectores. O crescimento da população era baixo e estável na altura da sua existência. No entanto, há cerca de 10.000 anos, registou-se uma mudança dramática para a domesticação de plantas e animais para a produção agrícola de alimentos. No início do período agrícola, o tamanho e a densidade da população aumentaram significativamente.

Embora as razões para este aumento sejam complexas, partiu-se do princípio de que a abundância de alimentos conduziu a episódios de fome menos frequentes entre os agricultores, com taxas de mortalidade reduzidas. Por outro lado, os dados empíricos sugerem que os agricultores sofriam mais de subnutrição crónica em comparação com os seus antepassados que viviam de recursos selvagens e tinham uma esperança de vida reduzida, uma vez que a passagem da recolha e da caça para a agricultura conduziu a dietas monótonas baseadas em apenas algumas culturas, o que resultou num aumento das doenças por deficiência nutricional. A revolução industrial dos últimos 200 anos, com o desenvolvimento económico, as inovações tecnológicas e as modernas técnicas de comercialização, introduziu novas alterações radicais na alimentação humana, devido à melhoria dos métodos de produção, transformação, armazenamento e distribuição dos alimentos. A transição alimentar teve lugar primeiro no mundo industrializado. Por exemplo, estima-se que o consumo de gorduras e hidratos de carbono refinados tenha aumentado 5 a 10 vezes em Inglaterra nos últimos dois séculos, enquanto o consumo de cereais ricos em fibras diminuiu substancialmente. Os efeitos adversos a longo prazo para a saúde de um regime alimentar rico em gorduras, especialmente em gorduras saturadas, e em açúcar, mas deficiente em hidratos de carbono complexos, que são as principais fontes de fibra alimentar, só se tornaram evidentes nas últimas décadas. A mudança de regime alimentar que ocorreu em 100-200 anos nos países desenvolvidos está a ocorrer em poucas décadas no mundo em desenvolvimento.

A transição nestes países é excecionalmente rápida, apesar das grandes variações entre países e, dentro de cada país, entre vários subgrupos.

Um resultado evidente desta transição drástica é a globalização da dieta humana, melhorada por factores como a exposição aos meios de comunicação social globais, a disponibilidade de gorduras baratas e de açúcares refinados na economia global e as rápidas mudanças sociais no mundo de "rendimentos mais baixos".

A globalização dos nutrientes tem sido o principal efeito da globalização da dieta, uma vez que na maioria dos países desenvolvidos e em desenvolvimento são registados níveis médios de consumo semelhantes em termos de macro e micronutrientes. A globalização da dieta exerceu apenas um efeito menor na homogeneização dos alimentos e dos hábitos alimentares, que permaneceram mais ligados às tradições culturais. A urbanização é outro fator importante que transformou a dieta humana de forma notável. De facto, as populações urbanas preferem geralmente os alimentos comprados em lojas e processados aos produtos frescos de origem animal e de jardim, porque estão prontos a comer, disponíveis e baratos. Além disso, enquanto as razões para a escolha de alimentos entre as populações rurais são simples e baseadas na sua própria produção, são complexas entre as populações urbanas, uma vez que intervêm outros factores, tais como refeições fora de casa, publicidade nos meios de comunicação social, eventos sociais e pressão dos pares. Embora não seja possível avaliar a prevalência global de uma dieta desequilibrada, de forma consistente, as características gerais da dieta humana na atual era da globalização podem ser estimadas utilizando o Balanço Alimentar da Organização das Nações Unidas para a Alimentação e Agricultura, que fornece uma avaliação aproximada, mas plausível, do abastecimento alimentar em várias partes do mundo. Estas características são:

a) Oferta elevada de cereais (trigo e arroz), com uma clara transferência de grãos grosseiros para grãos mais polidos;

b) diminuição da oferta de raízes amiláceas, como a mandioca, o inhame e a batata-doce, apesar de serem consumidas habitualmente em várias partes do mundo;

c) diminuição da disponibilidade e do consumo de leguminosas, que constituíam uma fonte considerável de proteínas no mundo em desenvolvimento;

d) aumentou a disponibilidade de produtos hortícolas, mas diminuiu o consumo em muitos países;

e) aumento da oferta de fruta, com um aumento do consumo, limitado às classes socioeconómicas elevadas;

f) um aumento considerável da oferta de óleos vegetais a nível mundial durante os últimos 30 anos, maior nos países em desenvolvimento do que nos países industrializados, com 124% e 50%, respetivamente;

g) diminuiu o consumo de gorduras saturadas nos países industrializados e aumentou, quase duplicando, o consumo nos países de baixo rendimento nos últimos 30 anos;

h) aumento da disponibilidade de leite e produtos lácteos com gorduras lácteas saturadas em todo o mundo;

i) aumento da disponibilidade de açúcar no mundo em desenvolvimento e diminuição do consumo de açúcar nos países industrializados;

j) O aumento da oferta e do consumo de carne, aves de capoeira e peixe a nível mundial entre 1970 e 2000, especialmente nos países asiáticos e sul-americanos;

k) o aumento da densidade energética dos regimes alimentares e do total de calorias a nível mundial. As gorduras, os açúcares refinados e as proteínas animais estão a aumentar as suas proporções na dieta da maioria dos países, em especial nos países em transição, como a China, o Brasil e a Índia.

Esta globalização dos nutrientes, com poucas diferenças na composição de micro e macronutrientes entre países em desenvolvimento e desenvolvidos e entre diferentes classes socioeconómicas, tem um potencial considerável para influenciar o risco de deficiências de vitaminas e minerais. Por exemplo, pelo menos metade da população dos EUA não cumpre a dose dietética recomendada de vitamina B6, vitamina A, magnésio, cálcio e zinco, e 33% não cumprem a dose dietética recomendada de folato. Numa perspetiva histórica, esta é a consequência do desenvolvimento da ciência e da tecnologia. De facto, os alimentos vegetais selvagens e a carne muscular de animais selvagens, consumidos por caçadores-recolectores, tinham concentrações adequadas e mais elevadas de micronutrientes do que os seus equivalentes domesticados.

Carcinogenicidade: Trinta a quarenta por cento dos casos globais de cancro são atribuíveis a dietas pouco saudáveis, falta de atividade física e obesidade. As deficiências em frutos, legumes sem amido e alimentos que contêm carotenóides estão associadas ao cancro oral com alguma evidência, e 10-15% dos casos são atribuíveis a uma baixa ingestão de frutos e legumes.

Os mecanismos de ação e os papéis relativos dos vários micronutrientes não são completamente claros. Alguns postularam que, uma vez que os alimentos vegetais contêm substâncias com propriedades antioxidantes e anti-carcinogénicas, como as vitaminas A, C e E, outros carotenóides, flavonóides, fitoesteróis, folatos e fibras, estes componentes poderiam desempenhar um papel essencial para contrabalançar os efeitos prejudiciais de outras actividades carcinogénicas, como o tabagismo, o consumo de álcool ou a mastigação de betel quid. Embora os estudos epidemiológicos forneçam provas convincentes da atividade de prevenção do cancro oral da fruta e dos produtos hortícolas, é provável que essa atividade seja sobrestimada pelos estudos observacionais. Os indivíduos que fumam muito tabaco, bebem álcool e mascam betel quid, que apresentam um risco elevado de cancro oral, tendem geralmente a consumir baixos níveis de frutos e produtos hortícolas, o que levanta suspeitas de que a associação entre a baixa ingestão de frutos e produtos hortícolas e o aumento do risco de cancro oral possa ser espúria e devida à exposição simultânea a carcinogéneos importantes.

Questões de saúde pública: As razões que levam a uma preferência por dietas ricas em gorduras e açúcares refinados, resultando numa baixa ingestão de fruta/vegetais, são complexas. Para além dos factores contextuais ambientais já mencionados, como a publicidade nos meios de comunicação social, a globalização, a urbanização, as refeições fora de casa e a grande disponibilidade e variabilidade de alimentos altamente palatáveis (isto é, gordos, salgados e doces), económicos e densos em energia, há outros factores, não menos importantes, envolvidos. Um deles é o contexto social, com a presença e o exemplo dos outros e a distração causada por tarefas concorrentes, como programas de televisão atraentes e eventos desportivos, por exemplo. O comportamento alimentar é profundamente afetado por factores neurobiológicos. Especificamente, entre os múltiplos sistemas neurais que controlam o sistema cérebro-comida, existem processos neurais cognitivos, hedónicos e emocionais que, por conseguinte, afectam profundamente as escolhas alimentares. Especificamente, a capacidade de sentir prazer com reforços naturais, como a comida e o sexo, ou com recompensas farmacológicas, como o tabaco e as drogas que causam dependência, é conhecida como "sensibilidade à recompensa", uma caraterística psicobiológica firmemente enraizada na neurobiologia da via dopaminérgica mesocorticolímbica. O importante papel desempenhado pela dopamina nos comportamentos motivados pelo apetite, como comer, e nos comportamentos motivados pelo consumo, como a atividade sexual e a procura de drogas, é reconhecido com provas conclusivas.

A existência de sistemas neurais comuns que medeiam as propriedades de recompensa das drogas que causam dependência e das recompensas naturais é corroborada pelo facto de o consumo excessivo de alimentos poder causar as mesmas neuroadaptações cerebrais resultantes do abuso de drogas. Por outras palavras, os alimentos altamente palatáveis melhoram o humor e têm efeitos semelhantes aos de outras substâncias que causam dependência, e a ingestão de alimentos doces/salgados/gordurosos induz a libertação de neuropeptídeos e neurotransmissores, como a beta-endorfina e a dopamina no cérebro, o que proporciona uma sensação de bem-estar.

Esta experiência hedónica leva os indivíduos saciados a comer em excesso alimentos altamente palatáveis e calóricos. Este processo, conhecido como "gostar", serve para aumentar as reservas de gordura que promovem a sobrevivência em condições de fome iminente. Além disso, a libertação de dopamina pelo sistema de recompensa do cérebro pode antecipar o prazer proporcionado pela ingestão de alimentos palatáveis e aumenta a vontade de participar em actividades para obter os alimentos desejados. Este processo, conhecido como "querer", serve para aumentar as tentativas de obter alimentos. O "gostar" e o "querer" eram úteis e vitais num contexto pré-histórico, porque estimulavam os indivíduos a comer mais do que o necessário na presença de alimentos densos em energia e a tentar encontrar esses alimentos na sua ausência, o risco de obesidade evitado pela disponibilidade limitada de alimentos. Infelizmente, os nossos hábitos alimentares não evoluíram para lidar com a exposição contínua a alimentos altamente tentadores, típica da era atual.

O sistema de recompensa é aparentemente modelado na densidade energética dos alimentos como critério único para procurar e comer alimentos, e é explicado como uma mensagem ancestral para sobreviver à fome, e aparentemente não explica porque é que os recursos alimentares vitais, tais como vitaminas, minerais, co-factores, ácidos gordos essenciais, aminoácidos e amidos são pouco palatáveis e não parecem proporcionar prazer hedónico. Uma resposta a esta questão é dada pela xenohormose.

A xeno-hormose (ou seja, hormonas provenientes do exterior do organismo, não necessariamente de outros seres humanos) refere-se às alterações adaptativas do organismo em resposta a sinais ambientais, incluindo a alimentação.

Especificamente, durante o outono, ocorrem alterações importantes na composição da flora e da fauna, em resposta a sinais, como a diminuição da temperatura ambiente e a redução da luz do dia, que precedem a escassez de recursos e as condições climatéricas adversas típicas do inverno. Durante o outono, a maioria dos frutos amadurece, convertendo os hidratos de carbono complexos em açúcares simples, de modo a aumentar a disponibilidade de energia. As percentagens de gordura corporal nos mamíferos selvagens, mesmo nos que residem em latitudes tropicais e meridionais, atingem normalmente o seu pico. O sabor doce da fruta e o sabor gordo da carne típicos do outono são sinais de stress para os indivíduos que os consomem. O consumo de fruta doce/carne gorda provoca alterações adaptativas no sistema de recompensa que promovem o "gosto" e o "desejo" de alimentos altamente calóricos, de modo a enfrentar os desafios ecológicos iminentes. Por outro lado, a primavera precede as condições favoráveis de clima e recursos típicas da época reprodutiva, onde ocorre um aumento da atividade metabólica, com consequente aumento das necessidades de micronutrientes. O consumo de frutos imaturos, legumes e carne magra durante a primavera provoca diferentes alterações adaptativas no sistema de recompensa que promovem o "gosto" e o "desejo" de alimentos ricos em micronutrientes. Esta hipótese sugestiva é corroborada pela atividade dopaminérgica demonstrada no cérebro induzida pela ingestão de frutas e legumes. Por outras palavras, a dieta típica da era moderna, rica em gorduras e hidratos de carbono refinados e pobre em frutas e legumes, representa uma série contínua de sinais de stress e transforma a sensação periódica sazonal de medo da fome numa sensação permanente, com consequências visíveis em termos de incidência global e mortalidade por doenças crónicas.

O "estilo de vida é a forma única como os indivíduos tentam realizar o seu objetivo final fictício e cumprir ou evitar as três principais tarefas da vida: trabalho, comunidade, amor" (Alfred Adler, fundador da Psicologia Individual).

O estilo de vida refere-se à forma como os indivíduos vivem as suas vidas e como lidam com os problemas e as relações interpessoais. Os comportamentos associados ao cancro oral com provas convincentes são o consumo de tabaco, a mastigação de betel, o consumo de álcool e o baixo consumo de fruta e legumes (o estilo de vida prejudicial é a ingestão elevada de gordura e/ou açúcar, resultando numa baixa ingestão de fruta e/ou legumes). A nível mundial, 25% dos cancros orais são atribuíveis ao consumo de tabaco (fumar e/ou mastigar), 7-19% ao consumo de álcool, 10-15% à deficiência de micronutrientes e mais de 50% à mastigação de betel em áreas de elevada prevalência de mastigação.

A carcinogenicidade é dependente da dose e é ampliada por exposições múltiplas. Por outro lado, exposições baixas e únicas não aumentam significativamente o risco de cancro oral. Estes comportamentos têm características comuns:

i. estão generalizados: mil milhões de homens e 250 milhões de mulheres fumam cigarros, 600-1200 milhões de pessoas mascam betel quid, dois mil milhões consomem álcool, uma dieta desequilibrada é comum nos países desenvolvidos e em desenvolvimento;

ii. já eram utilizados pelos animais e pelos antepassados humanos há milhões de anos, porque eram essenciais para ultrapassar condições como o frio, a fome e a carestia; a sua utilização era sazonal e limitada pela baixa disponibilidade, em contraste com o padrão de consumo da era moderna, caracterizado por uma utilização rotineira e intensa, para actividades recreativas e com múltiplas exposições;

iii.   o seu consumo em pequenas doses não é reconhecido como prejudicial pelo corpo humano e ativa o sistema de recompensa dopaminérgico do cérebro, dando assim prazer instantâneo, "gostando" (consumo excessivo) e "querendo" (desejo). Por estas razões, as medidas eficazes de saúde pública destinadas a prevenir o cancro oral e outras doenças relacionadas com o estilo de vida não conseguem atingir o seu objetivo final de erradicar estes estilos de vida. A seguir

A teoria de Adler e os princípios da "Carta de Ottawa para a Promoção da Saúde", condições como a educação, recursos sustentáveis, justiça social e equidade devem ser satisfeitas antes da implementação de campanhas de promoção da saúde física.

CAPÍTULO 6. ESTILO DE VIDA

O conceito de estilo de vida foi formulado pelo psiquiatra vienense Alfred Adler (1870-1937), uma das figuras mais importantes da Psicologia. Em 1913, Adler fundou a Sociedade para a Psicologia Individual, onde "individual" significa literalmente "não dividido", reflectindo a ideia de que os indivíduos devem ser concebidos como "conjuntos unificados", mais do que uma coleção de pedaços e peças, no contexto do seu ambiente físico e social. Adler chamou à abordagem da vida, caraterística de cada indivíduo, o "estilo de vida". O "estilo de vida" é a forma única como os indivíduos tentam realizar o seu objetivo final fictício e cumprir ou evitar as três principais tarefas da vida: trabalho, comunidade e amor. Um estilo de vida forma-se logo na infância e é único.

Os factores de risco comportamentais mais importantes para o cancro oral são o consumo de tabaco, a mastigação de betel quid, o consumo excessivo de álcool e a deficiência de micronutrientes na dieta.

TABACO

O tabaco é definido como qualquer preparação das folhas de plantas do género Nicotiana, da família das beladonas. A nicotina é apenas um componente menor das folhas de tabaco e constitui cerca de 5% do peso total das folhas secas da planta. Esta substância é o principal alcaloide psicoativo do tabaco. Quando o fumo do tabaco é inalado, a nicotina é absorvida principalmente através da superfície absorvente dos pulmões e também pela mucosa oral e nasal, quando o tabaco é mastigado ou snifado. Quando o fumo do tabaco é inalado, 25% da nicotina chega ao cérebro em cerca de sete segundos. Os níveis cerebrais de nicotina diminuem rapidamente e o consumidor de tabaco sente o desejo de consumir mais tabaco no espaço de 30 minutos. A nicotina funciona através da ligação aos receptores nicotínicos da acetilcolina, provocando um aumento do ritmo cardíaco, vasoconstrição e estado de alerta. A nicotina induz dependência em indivíduos genética, mental e socialmente predispostos com personalidades aditivas.

A nicotina não é o único ingrediente psicoativo do tabaco, uma vez que este contém também outros alcalóides com uma atividade alucinogénia mais forte, como o Harman e o Norharman, bem como a harmina e a harmalina, intimamente relacionadas. De acordo com os conhecimentos arqueológicos actuais, o tabaco já era conhecido no sul do Chile há cerca de 13 500 anos. No entanto, os paleo-índios caçadores-colectores não faziam um uso sistemático da planta, que surgiu quando começaram a cultivar e a tratar o tabaco em jardins, cerca de 3000 anos mais tarde. A utilização do tabaco sob várias formas entre os nativos americanos era preferida a outras plantas psicoactivas, como a coca, por ser mais segura e mais controlável. O uso do tabaco para práticas ritualísticas era apenas marginal no início, pois tinha várias aplicações médicas e terapêuticas em males gerais do corpo, como dores de dentes, dores de cabeça, catarros, constipações e febres, como auxiliar da digestão e na prevenção da fome e da sede, como purgante e narcótico. Estas utilizações reforçadoras e terapêuticas do tabaco entre as antigas populações da América do Sul são comparáveis à utilização generalizada do pituri, outra planta que contém nicotina, entre os aborígenes australianos, devido à sua capacidade de aliviar a fome, de permitir longas viagens sem fadiga e com pouca comida, e de excitar os guerreiros antes dos combates. Assim, a fortuna do tabaco explica-se pela sua capacidade de contrariar condições adversas frequentes no passado, como a fome, a sede, a fadiga, o medo e o frio. Destes tempos primordiais, o consumo de tabaco atingiu agora as proporções de uma epidemia mundial. As tabaqueiras estão a produzir cigarros ao ritmo de cinco biliões e meio por ano - quase 1000 cigarros por cada homem, mulher e criança do planeta. A Ásia, a Austrália e o Extremo Oriente são de longe os maiores consumidores (2715 mil milhões de cigarros), seguidos das Américas (745 mil milhões), da Europa de Leste e das antigas economias soviéticas (631 mil milhões) e da Europa Ocidental (606 mil milhões). Os cigarros representam a maior parte dos produtos de tabaco manufacturados, com 96% do valor total das vendas. Os dados globais sobre a prevalência do consumo de cigarros mostram que quase mil milhões de homens no mundo fumam, 35% nos países desenvolvidos e 50% nos países em desenvolvimento. As tendências mostram que as taxas de tabagismo masculino atingiram agora o seu pico e estão a diminuir, embora se trate de uma tendência extremamente lenta ao longo de décadas. Cerca de 250 milhões de mulheres no mundo são fumadoras diárias, 22% nos países desenvolvidos e 9% nos países em desenvolvimento. Além disso, muitas mulheres no Sul da Ásia mascam tabaco.

O consumo de cigarros entre as mulheres está a diminuir em alguns países desenvolvidos, mas não em todos, como a Austrália, o Canadá, o Reino Unido e os EUA. Em vários países do Sul, da Europa Central e Oriental, a prevalência do consumo de cigarros entre as mulheres está a aumentar ou não registou qualquer declínio. Estima-se que pelo menos 15% dos adolescentes do mundo sejam fumadores diários, com picos de cerca de 25-35% ou mais nos países da Europa Oriental e da América Latina, nos EUA e na África do Sul. Paradoxalmente, apesar da diminuição das taxas de prevalência, prevê-se que o número absoluto de fumadores aumente, devido ao aumento da população mundial e ao facto de os fumadores fumarem mais cigarros.

O consumo de tabaco sem combustão também está generalizado entre adultos e adolescentes. Por exemplo, nos EUA, estima-se que 7% dos estudantes do ensino secundário são utilizadores actuais de tabaco sem combustão.

Carcinogenicidade: A carcinogenicidade do tabaco é mais do que evidente e cerca de um quarto dos casos de cancro oral são atribuíveis ao consumo de cigarros. Especificamente, os produtos do tabaco estão ligados a uma variedade de cancros, incluindo os do pulmão, cavidade oral, cavidade nasal, laringe, orofaringe, hipofaringe, esófago, estômago, fígado, pâncreas, bexiga, uretra, rim, colo do útero e leucemia mieloide. Mais de 60 carcinogéneos estão presentes no fumo do cigarro e foram identificados pelo menos 16 no tabaco não queimado. Os mais importantes são as nitrosaminas específicas do tabaco, como a 4-(metilnitrosamino)- 1-(3-piridil)-1-butanona (NNK) e a N-nitrosonornicotina (NNN), os hidrocarbonetos aromáticos policíclicos (HAP), como o benzo[a]pireno, e as aminas aromáticas. Em particular, o NNK, o NNN e os PAH têm sido associados ao cancro oral. A atividade dos carcinogéneos é geralmente exercida através de aductos de ADN. O risco entre os ex-fumadores é consistentemente mais baixo do que entre os fumadores actuais e existe uma tendência de diminuição do risco com o aumento do número de anos desde que se deixou de fumar.

A carcinogenicidade do tabaco de mascar também é evidente e dependente da dose, enquanto a carcinogenicidade do rapé é menos evidente, com provas suficientes em modelos animais e algumas provas em estudos humanos. A adição da ingestão de bebidas alcoólicas ao tabaco de mascar/fumar aumenta ainda mais o risco de cancro oral. Por exemplo, um estudo de caso-controlo realizado na Índia indicou que o risco é 11 vezes maior com a mastigação conjunta de tabaco/betel quid, o consumo de bidi/cigarros e o consumo excessivo de bebidas alcoólicas. A combinação de uma bebida alcoólica com o consumo de tabaco transforma indivíduos que bebem moderadamente (8 a 25 bebidas por semana) e fumam (20 a 45 maços de cigarros por ano), geralmente com baixo ou nenhum risco de cancro da cabeça e do pescoço, em indivíduos de alto risco. Foram localizados vários mecanismos, tais como metabolismo, reparação do ADN, genes de controlo do ciclo celular, através dos quais as famílias de genes podem ser responsáveis pela doença. No entanto, com níveis semelhantes de exposição aos carcinogéneos do tabaco, apenas alguns indivíduos desenvolvem cancro oral, sugerindo assim o importante papel exercido por factores genéticos no desenvolvimento e progressão do cancro. Embora a associação entre o tabagismo e o cancro oral seja dose-dependente, sendo o risco de desenvolvimento de cancro proporcional ao número de cigarros fumados diariamente e à duração do tabagismo, na ausência de factores de risco coexistentes, os fumadores pouco numerosos não parecem apresentar um risco de cancro oral mais elevado do que os não fumadores, enquanto os fumadores pesados apresentam um risco manifestamente mais elevado. De facto, o risco de cancro da cabeça e do pescoço aumenta acentuadamente quando a duração do tabagismo é superior a 20 anos e a frequência diária de cigarros fumados é superior a.

Questões de saúde pública: Há uma miríade de factores envolvidos no início do consumo de tabaco. Dada a natureza complexa do tabagismo e as influências que o afectam, é importante considerar as variáveis individuais, sociais, biológicas, fisiológicas, ambientais e políticas. Em particular, o stress, o coping e os recursos pessoais são os principais construtos individuais determinantes para a explicação do início do consumo de tabaco, enquanto o papel predominante da influência social dos pares, amigos, família, publicidade da indústria tabaqueira que incentiva o consumo de tabaco, são os factores externos mais importantes. De facto, a iniciação ao consumo de tabaco é um comportamento determinado pela prevalência, dependendo do grau em que os adolescentes entram em contacto com outros que apresentam o mesmo comportamento. É muito interessante verificar que as razões que levam à iniciação ao consumo de tabaco atualmente divergem em grande medida das razões que levaram ao consumo de tabaco no passado. Os métodos de prevenção da iniciação ao consumo de tabaco podem ser classificados em três classes: intervenções baseadas na população, como campanhas nos meios de comunicação social e aumento do preço dos produtos do tabaco; intervenções baseadas na comunidade, como programas de prevenção nas escolas; intervenções baseadas nos prestadores de serviços, como o aconselhamento. Existem provas convincentes da eficácia a curto prazo, inferior a 2 anos, dos programas de prevenção baseados nas escolas e da eficácia moderada das medidas restritivas (aumento dos preços dos produtos do tabaco, restrição da distribuição, regulamentação dos mecanismos de venda, aplicação das leis de acesso a menores e educação e formação dos comerciantes), em combinação com campanhas publicitárias. De facto, as mesmas forças sociais e psicológicas que predispõem à iniciação ao tabaco são também responsáveis pela falta de vontade de deixar de fumar. Além disso, a nicotina e outros componentes do tabaco conduzem à dependência e ao vício. Os mecanismos através dos quais a nicotina causa dependência são complexos e envolvem várias regiões cerebrais, como o tronco cerebral, o tálamo, as zonas corticais estriatais e mais de um subtipo de recetor nicotínico. É provável que os tratamentos farmacológicos existentes destinados à cessação do tabagismo não consigam ajudar a grande maioria dos fumadores, porque não abordam os vários componentes distintos da dependência do tabaco. As intervenções destinadas a deixar de consumir tabaco sem combustão têm resultados semelhantes, uma vez que as várias farmacoterapias não demonstraram afetar a abstinência a longo prazo, ao passo que as intervenções comportamentais, incluindo o aconselhamento telefónico ou o exame oral, podem ser mais eficazes.

O problema da cessação do consumo de tabaco é muito complexo. As várias estratégias incluem conselhos dos prestadores de cuidados de saúde, material de autoajuda, intervenções psicológicas, campanhas de comunicação nos meios de comunicação social, linhas telefónicas para deixar de fumar, locais sem fumo, concursos para deixar de fumar e ganhar estão entre as intervenções comportamentais mais eficazes, enquanto a terapia de substituição da nicotina, com cloridrato de bupropiona, clonidina e nortriptilina, são as principais terapias farmacológicas. Estes métodos, que podem produzir uma abstinência a longo prazo em função de vários factores individuais e sociais, revelam "luzes e sombras". Por exemplo, um aumento de 10% no preço dos cigarros provoca um aumento de 3% na desistência, a proibição total da promoção reduz o consumo de cigarros em 6%, a terapia de substituição da nicotina e os meios de comunicação social anti-tabaco conseguem aumentar o número de tentativas para deixar de fumar. No entanto, a vontade de deixar de fumar é a pedra angular de tais intervenções e o facto de até 14% dos adolescentes doentes com cancro continuarem a consumir tabaco, sem saberem que foram aconselhados a deixar de fumar para evitar a recorrência do cancro, é auto-explicativo. Além disso, as campanhas de cessação do tabagismo, consideradas bem sucedidas com base na diminuição observada na prevalência do tabagismo, podem resultar numa maior prevalência de dependência do tabaco entre os restantes fumadores, devido ao abandono seletivo dos fumadores não dependentes ou pouco dependentes, o que faz com que o número médio de cigarros fumados entre os restantes fumadores seja mais elevado do que anteriormente. Se, como parece atualmente, as campanhas individuais e de base populacional para deixar de fumar produzirem uma clara diminuição da prevalência de consumidores de tabaco baixos e moderados, que têm um risco baixo ou nulo de cancro oral, com efeitos apenas modestos na prevalência do tabagismo pesado, as consequências esperadas de tais campanhas na incidência e mortalidade por cancro oral devem ser pequenas. Embora não existam estudos que investiguem diretamente estas conjecturas, podem ser retiradas provas indirectas das tendências temporais. Nos EUA, a prevalência do tabagismo nos homens adultos diminuiu para metade, de 52% para 26%, entre 1965 e 1999, mas o número de casos de cancro oral notificados nas décadas de 1975-1985 e 1985-1995 aumentou paradoxalmente de 20 000 para 22 000. A prevalência do tabagismo nos homens adultos no Reino Unido também diminuiu para metade, de 61% para 28%, entre 1960 e 1990, sem uma diminuição paralela da incidência do cancro oral entre 1990 e 1999. Por último, no Japão, apesar do declínio da prevalência do tabagismo nos homens adultos, de 81% para 54%, entre 1960 e 2000, a taxa de mortalidade por cancro oral ajustada à idade quase duplicou entre 1950 e 1994. Estas observações não têm por objetivo desencorajar a "guerra" contra o abuso do tabaco. Sugerem que o abuso do tabaco, tal como muitos outros comportamentos relacionados com o estilo de vida, está profundamente enraizado e que, embora seja possível obter melhorias, é necessário mais do que o tempo e o esforço esperados.

Dado que os comportamentos relacionados com o estilo de vida são difíceis de erradicar, estão a ser investigadas abordagens alternativas para prevenir os efeitos nocivos do consumo de tabaco. Um novo conceito promissor para prevenir e tratar a dependência do tabaco é a vacinação contra a nicotina. Os anticorpos contra a nicotina inibem a passagem da nicotina para o cérebro e inibem as suas actividades de reforço da dependência. As vacinas que estão em desenvolvimento clínico mostram que as taxas de abstinência contínua podem ser significativamente aumentadas, desde que se atinja um nível suficiente de anticorpos. Outra abordagem para prevenir os cancros relacionados com o tabaco é a quimioprevenção, que se baseia em vários mecanismos, como a neutralização dos carcinogéneos e a inibição da formação de adutos de ADN. Embora os factores dietéticos, como os isotiocianatos, naturalmente presentes nos vegetais crucíferos, e outros produtos químicos fabricados artificialmente tenham mostrado resultados promissores, não são atualmente aconselhadas recomendações para a intervenção com agentes quimiopreventivos.

O consumo de cigarros é um fator de risco importante para o aparecimento ou a progressão da doença periodontal. (Verificou-se que a mastigação de betel quid está relacionada com a ocorrência de cancro oral, leucoplasia oral e fibrose submucosa. No entanto, estudos anteriores revelam conflitos no que diz respeito à relação entre a mastigação de betel quid e a periodontite crónica. Ling at al. relataram que a mastigação de betel quid estava associada a uma maior profundidade de sondagem ou a uma maior perda de inserção e a uma probabilidade de infeção subgengival com A.

actinomycetemcomitans e P. gingivalis.

Nas últimas três décadas, registou-se uma diminuição do tabagismo nos países desenvolvidos do Ocidente (OMS 2002; Kirkland et al, 2004; CDC 2006). Por outro lado, o tabagismo está a tornar-se mais popular, especialmente entre os jovens e as raparigas nos países em desenvolvimento (Global Youth Tobacco Survey Collaborative Group, 2002). Os estudos sobre o tabagismo e a saúde periodontal abordam uniformemente as condições periodontais inferiores dos fumadores de tabaco. A exposição intensa ao fumo está consideravelmente associada a doenças periodontais. Os estudos também indicaram que o consumo de cigarros pode ser considerado um fator de risco para a perda de dentes, sugerindo um caminho causal entre o consumo de cigarros e os dentes que não passa pela doença periodontal. Uma abordagem ao longo da vida para o estudo da saúde e da doença desde a infância afirma que a exposição a experiências e ambientes nocivos se acumula ao longo da vida e aumenta o risco de doença.

As modificações comportamentais para a melhoria da higiene oral, a cessação do consumo de tabaco e a gestão de uma dieta saudável são as principais áreas em que uma mudança do comportamento do paciente se revela bem sucedida na prevenção e no tratamento das doenças orais. O apoio à mudança de comportamentos de saúde tornou-se, assim, um tópico cada vez mais importante nas áreas da saúde pública, da prática clínica, da educação dentária e da investigação em saúde oral. O consumo de tabaco em todo o mundo é influenciado por muitos factores, tais como a variedade de produtos de tabaco utilizados, as tradições regionais, a publicidade, a pressão social, a proibição de fumar em público, questões de saúde, etc. Existem vários obstáculos à promoção da mudança de comportamentos em matéria de saúde, tais como a falta de compensação financeira, as limitações de tempo, a falta de formação ou a experiência clínica insuficiente.

Um número crescente de provas científicas sugere uma associação entre infecções orais e algumas doenças sistémicas (Arbes et al. 1999, Buhlin et al. 2002). Os microrganismos transmissíveis e oportunistas são responsáveis pela doença periodontal. Estas bactérias representam, por si só, uma carga substancial de infecções para todo o corpo, mas, além disso, microrganismos específicos associados à doença periodontal podem libertar produtos que invocam uma resposta inflamatória. As bactérias, as toxinas bacterianas, as citocinas de resposta tecidular localizada e outros mediadores inflamatórios entram na circulação, onde têm o potencial de ativar uma resposta sistémica. O tabagismo tem sido diretamente relacionado com a gravidade da doença periodontal, com o número de dentes perdidos e com uma maior incidência de doença periodontal recorrente e refractária.

Tanto nos homens como nas mulheres, apenas os factores individuais que actuaram durante a idade adulta foram independentemente significativos na previsão do número de dentes aos 50 anos. Um elevado número de anos-maço de cigarros fumados foi associado a uma diminuição do número de dentes remanescentes em ambos os géneros, consistente com o achado anterior. O tabagismo em si pode ser um fator causal da perda de dentes através da sua influência na gravidade da doença periodontal e da cárie; no entanto, também pode atuar como um substituto para uma série de factores comportamentais e de estilo de vida não disponíveis para esta investigação, tais como a frequência dentária e os comportamentos de higiene oral ao longo de toda a vida.

Nas mulheres, as que nunca bebiam álcool tinham tendência a ter menos dentes do que as que bebiam, o que talvez seja surpreendente, incluindo as que eram consideradas consumidoras intensivas. Embora a maioria das investigações anteriores que relacionam o aumento do consumo de álcool com uma saúde oral deficiente tenha considerado apenas os efeitos do alcoolismo, foi sugerido que o consumo moderado de álcool pode ser um fator de risco para a doença periodontal, independentemente da higiene oral. No entanto, foi também observada uma relação em forma de J entre o consumo de álcool e alguns indicadores de má higiene oral. A recolha de dados transversais no presente estudo pode ser propensa a vieses de comunicação e o grupo de não consumidores de álcool pode incluir indivíduos que já não bebem devido a razões médicas. O tabagismo, para além de estar associado a mortes prematuras, aumenta o risco de desenvolvimento de cancro, doenças cardiovasculares, doenças obstrutivas crónicas das vias respiratórias, resultados reprodutivos adversos, periodontite e outras doenças orais na idade adulta. A adolescência é, no entanto, o período durante o qual a grande maioria dos fumadores adultos começa a fumar. Em apoio da teoria social cognitiva de Bandura sobre os comportamentos de saúde, os factores psicossociais mais consistentemente demonstrados relacionados com o consumo de tabaco na adolescência incluem a atitude, a influência social (influência dos pares ou de outras pessoas significativas) e a auto-eficácia para recusar uma oferta para fumar. Uma construção importante para os actuais relatos de aprendizagem social do consumo de drogas é a expetativa de resultados. As expectativas de resultados referem-se à capacidade de um indivíduo para utilizar a informação armazenada na memória para orientar e organizar o comportamento futuro; por outras palavras, as expectativas são crenças sobre as consequências prováveis de adotar um comportamento específico. No entanto, também se reconheceu que a expetativa de um indivíduo em relação a um determinado resultado da execução de um comportamento é influenciada pela avaliação do impacto que pode ter. Este impacto foi conceptualizado como saliência ou valor da expetativa. De acordo com Ajzen, a atitude pode ser operacionalizada como a função multiplicativa da crença e do valor da expetativa de resultado. Um estudo mais recente sugere que mesmo os não fumadores concebem expectativas de risco para a saúde decorrentes do consumo de tabaco e recomenda a investigação das expectativas de risco para a saúde dos adolescentes não fumadores. Reconhecendo que os resultados a longo prazo para a saúde podem não ser um grande dissuasor entre os adolescentes, os programas de prevenção do tabaco têm enfatizado as consequências negativas a curto prazo do tabagismo, que podem ser mais salientes para os adolescentes. Os efeitos do tabagismo para a saúde oral, tais como dentes manchados, infecções das gengivas e mau hálito podem, de facto, ser mais salientes para os adolescentes e, por conseguinte, crenças mais acessíveis tanto para fumadores como para não fumadores. No entanto, um estudo recente não conseguiu demonstrar uma associação significativa entre as expectativas negativas das consequências do tabagismo para a saúde oral e a suscetibilidade ao tabagismo numa população de adolescentes dos Estados Unidos.

É pertinente notar que o comportamento de risco existente, nomeadamente o consumo excessivo de álcool, embora também significativamente associado ao início do tabagismo, foi atenuado quando a atitude em relação à saúde oral foi incluída no modelo. É concebível que aqueles que valorizam o hálito fresco também não se envolvam provavelmente no consumo excessivo de álcool.

BETEL QUID

"Estas pessoas mastigam regularmente um fruto a que chamam areca, que se parece com uma pera. Cortam-na em quatro partes e cada parte é envolvida numa folha de uma árvore chamada better, muito parecida com uma folha de louro. Metem-na na boca e, depois de a mastigarem devidamente, cospem-na, ficando com a boca completamente vermelha. Todas estas pessoas tomam este fruto para se animarem. Se não o fizessem, morreriam". No ano de 1521, Antonio Pigafetta descreveu assim o costume de mastigar betel quid nas Filipinas. No Sudeste Asiático e nas ilhas do Pacífico, cerca de 600 milhões de pessoas mascam betel quid, uma atividade semelhante à mastigação de coca ou de folhas de tabaco na América do Sul. Embora este termo inclua uma variedade de produtos, os componentes mais comuns da betel quid são: as folhas de bétel (Piper bettle), uma planta perene originária do Sul e do Sudeste Asiático, com folhas brilhantes em forma de coração. As folhas de bétel envolvem os outros componentes que formam a quid; a noz (semente sem casca) e/ou a casca da árvore Areca catechu, um tipo de palmeira originária da zona das Filipinas e da Malásia; a cal (óxido de cálcio), a cal apagada (hidróxido de cálcio) ou o catechu (extrato de Acacia catechu com taninos e catecóis), que actuam para manter o ingrediente ativo na sua forma de base livre ou alcalina, permitindo assim a sua entrada na corrente sanguínea por absorção sublingual; vários ingredientes aromatizantes, como as especiarias e, por vezes, o tabaco.

O principal objetivo da mastigação da betel quid é extrair os alcalóides, dos quais o dominante é a arecolina (7,5 mg/g), um agonista colinérgico natural semelhante à nicotina. Outros alcalóides relacionados presentes em menores quantidades são a arecaidina, a gasolina e a guvacina. Os alcalóides da areca interagem preferencialmente com os receptores muscarínicos, em vez de com os receptores nicotínicos, e afectam as funções do sistema nervoso através da acetilcolina, resultando assim em vários efeitos, tais como a estimulação das glândulas salivares, lacrimais, gástricas, pancreáticas e intestinais e das células da mucosa do trato respiratório, o aumento do tónus muscular e do movimento dos músculos lisos em todo o corpo, o abrandamento do ritmo cardíaco e a constrição das pupilas dos olhos. A sensação provocada pelos alcalóides da noz de areca é uma ação estimulante que aumenta a capacidade de trabalho com efeitos eufóricos e um estado de alerta elevado. O efeito eufórico global da betel quid deve-se também aos extractos das folhas de bétel, uma mistura de fenóis e de constituintes do tipo terpeno, que actuam como estimulantes. Embora a arecolina seja ligeiramente tóxica, pode promover perturbações psiquiátricas e induzir a dependência entre os utilizadores intensivos. As provas circunstanciais da prática da mastigação de betel quid nos tempos pré-históricos provêm do sítio de Spirit Cave, na Tailândia, que produziu no mesmo local restos paleobotânicos de A. catechu e P. bettle, a base da betel quid. Estes restos foram datados entre 7500 e 9000 anos. Se a datação for suficientemente precisa, a betel quid seria uma das primeiras misturas psicoactivas conhecidas utilizadas e cultivadas na história mundial. A fortuna da mastigação da betel quid no Sudeste Asiático foi justificada pela sua capacidade de aumentar o estado de alerta e induzir euforia, melhorando assim as capacidades humanas nas actividades da vida quotidiana, particularmente nas condições ambientais adversas típicas do Sudeste Asiático, caracterizadas por monções cíclicas e tufões. O uso da betel quid adquiriu um papel primordial nas relações sociais, em cerimónias públicas e privadas, tornando-se uma parte essencial das tradições e da cultura destes países.

Atualmente, o consumo de betel quid, com as suas diferentes e muito heterogéneas formas, é relatado em muitos países, como o Paquistão, a Índia, o Bangladesh, o Nepal, o Sri Lanka, a Tailândia, o Camboja, a Malásia, a Indonésia, Myanmar, o Laos, o Vietname, a China, Taiwan, a Papua-Nova Guiné, várias ilhas do Pacífico e populações migrantes residentes na América do Norte, no Reino Unido, na Austrália, na Nova Zelândia, na África Oriental e na África do Sul. Globalmente, estima-se que entre 10% e 20% da população mundial, o que corresponde a 600-1200 milhões de pessoas, consomem betel quid, que é, por conseguinte, a quarta substância psicoactiva mais frequentemente consumida, a seguir à nicotina, ao etanol e à cafeína. A prevalência do consumo de betel quid entre adultos no Sudeste Asiático é dramaticamente elevada, entre 25% e 50%, com picos de 80-90% nalgumas zonas e nalguns grupos étnicos rurais e poucas diferenças entre homens e mulheres. São também registados valores de prevalência elevados entre as comunidades migrantes sul-asiáticas nos países ocidentais. Por exemplo, entre as comunidades do Bangladesh que vivem em Londres, a prevalência da mastigação de betel quid em adultos é de cerca de 80%. O consumo de betel quid é semelhante ou mesmo mais frequente entre as mulheres do que entre os homens, e está muito disseminado entre os adolescentes. De facto, estudos realizados na Índia, no Paquistão, nas comunidades do Bangladesh que vivem no Reino Unido, em Taiwan e na Micronésia mostram que até 60-70% das crianças e adolescentes já tinham experimentado a betel quid e muitos deles tornaram-se consumidores regulares.

Carcinogenicidade: A quid de bétele foi classificada como um carcinogéneo oral em humanos pela Agência Internacional de Investigação do Cancro, com provas de uma relação dose-resposta. Nenhum dos mecanismos de ação propostos e das substâncias responsáveis pela carcinogenicidade foi comprovado. Foi demonstrada a ocorrência de nitrosação endógena em mastigadores de betel quid, com a consequente produção de nitrosaminas potencialmente cancerígenas, como o 3-metilnitrosopropionitrilo.

Foi relatada a geração de espécies reactivas de oxigénio na cavidade oral devido à auto-oxidação dos polifenóis contidos na noz de areca e reforçada pelo pH alcalino da cal apagada.

Em zonas de prevalência muito elevada de mastigação de betel quid sem tabaco, 50% dos casos entre os homens e quase 90% entre as mulheres são atribuíveis a este comportamento. Se o consumo frequente e prolongado de betel quid aumenta o risco de cancro oral, os dados recentes não apoiam a mesma conclusão para a mastigação ligeira e moderada de betel quid, na ausência de exposições concomitantes a outros carcinogéneos orais, como o consumo de tabaco e o consumo de álcool.

Questões de saúde pública: Os jovens que começam a mascar betel quid, algures entre os 12 e os 15 anos, fazem-no geralmente por curiosidade, pressão dos pares e imitação de familiares que mascam. As razões apresentadas pelos jovens utilizadores para se entregarem ao consumo de betel quid não são certamente as mesmas que levaram os povos antigos a consumir betel quid. A dependência causada pela betel quid é ligeira a moderada e inferior à causada pela nicotina. A taxa de cessação e a eficácia dos métodos de cessação não foram objeto de uma investigação aprofundada. No entanto, na ausência de medidas claras de saúde pública, é pouco provável que se deixe de fumar. De facto, foi comunicada uma taxa de desistência de apenas 8% entre os mascadores de Taiwan. Esta proporção era mais baixa se os mastigadores fossem também consumidores de tabaco e/ou álcool ou vivessem ou trabalhassem em contextos caracterizados por uma elevada prevalência de mastigação.

ÁLCOOL

O principal ingrediente ativo das bebidas alcoólicas é o etanol, produzido pela fermentação de hidratos de carbono, como os hidratos de carbono simples da fruta e o amido dos cereais, por leveduras. As bebidas espirituosas, como o whisky, o brandy e a vodka, são produzidas por destilação de produtos fermentados. A fermentação dos hidratos de carbono é incompleta na cerveja e completa no vinho, com teores alcoólicos resultantes entre 3-8% e 7-18%, respetivamente. Os produtos destilados, como os licores e as bebidas espirituosas, têm um teor alcoólico igual ou superior a 30% em volume. As bebidas alcoólicas são um grupo heterogéneo de bebidas, com um número, tipo e concentração variáveis de componentes. Os componentes comuns são o etanol e a água. Nas cervejas predominam o dióxido de carbono, os minerais (sobretudo potássio, fosfatos e sódio), os aminoácidos, os ácidos orgânicos e inorgânicos, os polifenóis e os hidratos de carbono. Os álcoois, os hidratos de carbono (principalmente açúcar e pectina), os ácidos orgânicos, os minerais (principalmente potássio, ferro, fosfatos e cálcio), os polifenóis, as vitaminas e o dióxido de carbono são os principais componentes do vinho, enquanto a composição das bebidas espirituosas e dos licores é muito variada, sendo os componentes comuns os álcoois, os ácidos (principalmente o ácido gordo e o ácido acético), os ésteres, os aldeídos, os terpenos, os óleos etéreos e as bases voláteis. Uma vez que o etanol não é o único constituinte das bebidas alcoólicas, beber não significa apenas ingerir álcool. Se os efeitos carcinogénicos dos metabolitos do etanol são essencialmente conhecidos, os efeitos de outros componentes, não menos importantes, e as suas interacções não o são.

O consumo de bebidas alcoólicas remonta aos primórdios da história da humanidade. Os arqueólogos acreditam que os vinhos feitos a partir de uvas existem há mais de 10 000 anos e que bebidas como o hidromel e a cerveja existem há ainda mais tempo, se for verdade que os nómadas pré-históricos fabricavam cerveja a partir de cereais e água antes de aprenderem a fazer pão. A cerveja era produzida regularmente pelos sumérios (cerca de 4000 a.C.), como o confirmam as imagens de achados arqueológicos e as tabuinhas cuneiformes. No Egipto, a cerveja era incluída como alimento básico nas rações diárias distribuídas aos trabalhadores, incluindo os que construíram a grande pirâmide de Quéops, aos soldados e até às crianças em idade escolar. Acredita-se que o vinho seja originário das montanhas Zagros do Irão, entre 6000 e 4000 a.C., onde foram encontrados frascos com manchas de resíduos avermelhados de vinho resinado. As primeiras bebidas alcoólicas destiladas conhecidas foram produzidas na Ásia, por volta de 800 a.C. No ano 1100 d.C., a destilação de álcool é documentada pela escola de medicina de Salerno, em Itália, onde o produto é designado por "aguardente", em referência ao facto de ser o espírito extraído do vinho.

O consumo de álcool tem sido muito valorizado pelos povos e culturas ao longo da história. É disso exemplo o facto de ter sido frequentemente aceite como meio de troca, como a cerveja na Inglaterra medieval. Desde os tempos mais remotos, as bebidas alcoólicas têm sido uma importante fonte de nutrientes e calorias, ao ponto de uma saudação típica entre os antigos egípcios ser "pão e cerveja". De facto, o elevado teor de proteínas, gorduras e hidratos de carbono em muitas bebidas alcoólicas explica a ausência de deficiências nutricionais em muitas populações antigas com dietas pobres. Além disso, as bebidas alcoólicas podiam ser armazenadas durante mais tempo do que os cereais ou o pão, sem receio de contaminação bacteriana (na Europa medieval, o consumo de bebidas alcoólicas era um método para evitar doenças transmitidas pela água, como a cólera) e de apodrecimento. O álcool era também utilizado para fins medicinais, como um analgésico importante e amplamente disponível, para aliviar a fadiga, e para fins sociais, pelo seu importante papel no aumento do prazer e da qualidade de vida, facilitando o relaxamento e proporcionando entretenimento. Por último, desde os tempos mais remotos, o álcool era frequentemente utilizado para fins religiosos, enquanto a rejeição religiosa era um fenómeno não relacionado com o álcool em si. Por exemplo, Maomé proibiu o consumo de álcool para distinguir os seus seguidores dos de outras religiões.

O consumo excessivo e habitual de álcool e a intoxicação alcoólica eram raros no passado. Enquanto as cervejas e os vinhos tradicionais eram utilizados atualmente e as bebidas destiladas eram escassas, o consumo de bebidas alcoólicas causava poucas dificuldades e muitos benefícios. No entanto, por volta do século XVI, a produção aumentou substancialmente e os problemas com ela relacionados também. A disponibilidade de bebidas fortes e baratas aumentou a preocupação com o impacto social do abuso do álcool. A sua história reflecte a do tabaco e do bétele. Útil quando consumido para fins vitais, como aliviar a fome, a fadiga e as dores, viciante e cancerígeno quando a acessibilidade aumentou e foi consumido para actividades recreativas.

Os factores associados ao uso, abuso e dependência do álcool entre os adolescentes são os factores genéticos, os factores ambientais, a instabilidade emocional e psicológica, o género, a identidade sexual, os factores cognitivos, a pressão dos pares, a história familiar e a realização.

Por exemplo, o consumo e o abuso de álcool são mais prováveis entre os estudantes universitários devido à fase de desenvolvimento que estes sujeitos atravessam, em que estão longe de casa, da família e das amizades de longa data e passam por uma fase de vulnerabilidade (intelectual, emocional e social), num novo ambiente caracterizado por uma considerável influência dos pares e, muitas vezes, por uma promoção agressiva de bebidas alcoólicas. Uma variedade de características sócio-demográficas, individuais e sociais estão associadas ao consumo excessivo de álcool. Esta condição, mais prevalente entre adolescentes e jovens adultos do sexo masculino, está associada ao historial familiar de consumo de álcool, à pressão dos pares e à cultura de consumo de álcool subjacente do país. O consumo regular de álcool induz alterações adaptativas no funcionamento do cérebro, fornecendo a base para a tolerância, o desejo, a abstinência e a perturbação emocional, numa palavra, a dependência. A dependência é o último passo para o alcoolismo e é causada pela interação dos genes e do ambiente. O etanol é rapidamente absorvido através do estômago e do intestino delgado e chega ao sistema nervoso central, onde actua como depressor, inibindo o glutamato (um neurotransmissor excitatório) e activando os receptores de gama-aminobutirato (um neurotransmissor inibitório) no cérebro. Além disso, o etanol aumenta a atividade da dopamina (neurotransmissor envolvido principalmente no processo de recompensa), provocando assim sensações gratificantes e satisfatórias, e da serotonina, um interveniente importante nos estados de humor, induzindo perturbações compulsivas e agressividade. Os efeitos globais do etanol dependem da quantidade de álcool ingerida, do tempo de ingestão e do historial de consumo anterior. Os efeitos de um nível baixo de álcool no sangue são bastante agradáveis e incluem inibições reduzidas, sensações de relaxamento, aumento da auto-confiança, diminuição da capacidade de julgamento e redução da capacidade de atenção. No entanto, para níveis mais elevados de álcool no sangue, surgem efeitos prejudiciais, como incoordenação, tempos de reação mais lentos, perda de equilíbrio, visão turva, movimentos exagerados, dificuldade em recordar, confusão, tonturas, discurso arrastado, alterações do humor (retração, agressividade e aumento do afeto), diminuição da capacidade de sentir dor, estupor, perda de sensibilidade, lapsos de consciência.

Por fim, como o nível sanguíneo é muito elevado, a pessoa pode morrer devido a uma série de complicações fisiológicas, como diminuição dos reflexos, abrandamento do ritmo cardíaco, redução da respiração e diminuição da temperatura corporal. O consumo elevado e habitual de etanol pode induzir dependência, caracterizada pelo desenvolvimento de tolerância (o indivíduo aumenta progressivamente a quantidade de álcool ingerida para atingir o mesmo nível de intoxicação), sintomas de abstinência (como insónia, sudação, pulso rápido, ansiedade, náuseas, vómitos e xerostomia) e desejo de consumir álcool, que frequentemente não é reconhecido e é difícil de tratar. Uma caraterística típica da dependência do álcool é o consumo compulsivo de etanol, muitas vezes face a consequências sociais e psicológicas negativas. Na transição do consumo casual de álcool para a dependência alcoólica estão envolvidos tanto o reforço positivo como o negativo. Enquanto o efeito de reforço positivo do álcool (os sistemas neuronais envolvidos na recompensa do álcool) é essencial para a iniciação, o efeito de reforço negativo, ativado pela exposição ao álcool durante a abstinência, está relacionado com o alívio dos sintomas durante a abstinência e é fundamental na manutenção do abuso. A dependência do álcool tem componentes genéticos e ambientais importantes com um modo de interação complexo.

De acordo com as estimativas da Organização Mundial de Saúde, há quase dois mil milhões de pessoas em todo o mundo que consomem álcool e quase 80 milhões com perturbações diagnosticáveis de abuso de álcool. O nível médio global de consumo de álcool per capita por adulto registado oficialmente manteve-se relativamente estável durante os últimos quinze anos e era de cerca de 5 litros no ano 2000. No entanto, devido ao aumento da população mundial, prevê-se que o consumo global de álcool aumente quase 15% durante a década de 2001-2010. Relativamente aos vários grupos de bebidas, as cervejas representam 37%, as bebidas espirituosas/licores 33% e os vinhos 30% do consumo global de álcool.

Os níveis de consumo mais elevados são registados em países europeus, como o Luxemburgo, a República Checa, a Irlanda, a República da Moldávia e a França, com valores que variam entre 13,5 e 10,5 euros de consumo de etanol puro per capita por ano entre indivíduos com 15 anos ou mais. O consumo excessivo de álcool é um padrão de consumo que excede o padrão de consumo moderado e é frequentemente definido em termos de exceder um determinado volume diário (por exemplo, três bebidas por dia), ou quantidade por ocasião (por exemplo, cinco bebidas numa ocasião, pelo menos uma vez por semana), ou consumo diário. Apesar destas diferenças metodológicas, a prevalência do consumo excessivo de álcool entre adultos é superior a 10% em alguns países de África, da Europa de Leste e da América Latina. Nestes países, a prevalência de adultos com síndrome de dependência do álcool, caracterizada por um desejo forte, por vezes avassalador, ou por uma sensação de compulsão para consumir álcool, é também preocupantemente elevada. Apesar da utilização de diferentes critérios de diagnóstico, a prevalência de adultos com síndroma de dependência do álcool nestes países é igual ou superior a 5%. O consumo de álcool está muito difundido entre os adolescentes. Mais especificamente, a prevalência do consumo excessivo episódico de álcool, ou consumo excessivo de álcool, definido como ocasiões de consumo não habituais que conduzem à intoxicação, entre os adolescentes é de 20-30% no Reino Unido, Irlanda, Malta, Suécia, Finlândia, Islândia, Polónia e Hungria.

Carcinogenicidade: O consumo regular de álcool está associado a um risco acrescido de cancro oral. Esta associação é dependente da dose. De facto, entre os indivíduos que consomem 4-5 bebidas diariamente, o risco de cancro da cavidade oral é 2-3 vezes maior do que entre os que não bebem.

Globalmente, 7-19% dos casos de cancro oral são atribuíveis ao consumo excessivo de álcool. O risco de cancro oral entre os consumidores de bebidas alcoólicas aumenta ainda mais com o consumo de tabaco e/ou de betel quid. No entanto, as sombras de incerteza sobre a carcinogenicidade das bebidas alcoólicas têm origem em dados sobre "nunca consumidores de tabaco", que não mostram um aumento significativo do risco de cancro oral entre os consumidores de álcool, independentemente da duração e frequência do consumo.

As principais enzimas de metabolização do álcool são a álcool desidrogenase, que oxida o etanol em acetaldeído, e a aldeído desidrogenase, que desintoxica o acetaldeído em acetato. O acetaldeído é responsável pelo efeito carcinogénico oral do etanol, devido aos seus múltiplos efeitos mutagénicos no ADN. O alelo variante ADH2, predominante em certas populações asiáticas, codifica uma subunidade inativa da enzima aldeído desidrogenase e é dominante. Os portadores homozigóticos deste alelo são geralmente abstémios, devido à resposta de rubor facial, forte desconforto físico e reacções tóxicas graves consequentes à ingestão de álcool. No entanto, se os portadores heterozigóticos, que apresentam efeitos adversos agudos menos graves ou nenhuns, ingerirem álcool em níveis elevados, o acetaldeído acumula-se na sua mucosa oral com a consequente produção de aductos de ADN.

Além disso, o etanol não é o único agente cancerígeno presente nas bebidas alcoólicas, outros componentes menores, como as nitrosaminas, a acrilamida e os polifenóis oxidados, são classificados como provavelmente cancerígenos para os seres humanos, com experiências em animais que demonstram atividade mutagénica nas células epiteliais orais.

Questões de saúde pública: Entre os consumidores abusivos sem evidência de dependência alcoólica grave, pode ser suficiente uma intervenção nos cuidados primários destinada a reduzir o consumo de álcool para níveis moderados. Em contrapartida, as pessoas cronicamente dependentes do álcool e os consumidores com níveis elevados de consumo de álcool são susceptíveis de ter várias deficiências associadas que necessitam de atenção. Os objectivos do tratamento para estes casos incluem a abstinência total, a gestão das condições médicas e psiquiátricas agudas, a assistência às necessidades profissionais, interpessoais e habitacionais e a promoção da recuperação a longo prazo. As intervenções desenvolvidas para lidar com os problemas relacionados com o álcool podem ser divididas em três grandes categorias. Nomeadamente, intervenções breves, programas de tratamento especializados e grupos de ajuda mútua. As intervenções breves, destinadas a proporcionar um tratamento profilático antes ou logo após o início dos problemas relacionados com o álcool, são concebidas para motivar os consumidores de alto risco a moderarem o seu consumo de álcool, em vez de promoverem a abstinência total. Infelizmente, existem poucas provas da sua eficácia, nomeadamente entre os indivíduos dependentes do álcool. Os programas de tratamento especializado incluem intervenções direccionadas para a gestão da abstinência do álcool, a prevenção da recaída da dependência do álcool e a reabilitação social e psicológica do consumidor problemático. Serviços de tratamento especializados, tais como instalações de desintoxicação, programas residenciais de internamento, clínicas de ambulatório e abordagens terapêuticas. Estes métodos são parcialmente eficazes na promoção da abstinência, mas não estão isentos de efeitos colaterais, de insucesso a longo prazo e de custos elevados. Do ponto de vista da saúde pública, os principais métodos para prevenir ou dissuadir o consumo excessivo de álcool são os programas públicos de educação/informação, o controlo dos preços e as restrições à disponibilidade.

CÂNCER ORAL

A maioria dos casos e mortes por cancro oral deve-se tanto à predisposição individual, ligada a características genéticas específicas, como à exposição a carcinogéneos, causada por comportamentos relacionados com o estilo de vida. Especificamente, 20-30% dos casos globais são atribuíveis ao tabagismo/bidi, 50% (homens) e quase 90% (mulheres) dos casos à mastigação frequente de betel quid sem tabaco em áreas onde a prevalência da mastigação é particularmente elevada, 7-19% dos casos ao consumo excessivo de álcool, 10-15% dos casos de deficiência de micronutrientes e ainda 3% dos casos à infeção pelo papilomavírus humano, geralmente (mas não exclusivamente) associada ao comportamento sexual. Além disso, as exposições a dois ou mais destes factores têm um efeito sinérgico no aumento do risco de cancro oral.

Dado o impacto significativo destes comportamentos de estilo de vida no cancro oral, uma estratégia preventiva seria erradicar esses comportamentos em favor de um estilo de vida orientado para a saúde, com abordagens como a implementação de campanhas de sensibilização, a restrição da disponibilidade e o aumento dos preços. Uma abordagem diferente é a utilização de "provas baseadas na prática", em que os cientistas estão diretamente envolvidos na avaliação das estratégias e os políticos incentivam os cientistas a participar nos processos políticos em curso e aceitam como significativas as potenciais iniciativas falhadas. Outra opção é a aplicação de incentivos financeiros (por exemplo, reduções fiscais, reembolso parcial dos prémios dos seguros de saúde privados) para aumentar a motivação para cuidar da própria saúde, com o objetivo irrealista de não ter doenças relacionadas com o estilo de vida até aos 60 anos. Embora atractivas e parcialmente eficazes, estas abordagens radicais são susceptíveis de não atingir o seu objetivo final de erradicar estes comportamentos aberrantes relacionados com o estilo de vida. Por exemplo, as campanhas de cessação do tabagismo, bem sucedidas na diminuição da prevalência do tabagismo, têm pouco efeito sobre os fumadores inveterados, que correm o maior risco de cancro oral. Embora existam medidas preventivas eficazes, baseadas em provas, para o consumo de álcool a nível individual e populacional, os problemas do álcool continuam a representar um grande desafio para a medicina e a saúde pública.

Um método alternativo para prevenir o cancro oral e outras doenças relacionadas com o estilo de vida parte do ponto de vista evolutivo de que, tal como a fisiologia, o comportamento social, que está na base de tais condições, evoluiu através da seleção natural e, por conseguinte, é codificado pelo genoma humano. A favor desta hipótese, que não é demonstrável diretamente, existem vários factores de corroboração. Em primeiro lugar, os vestígios pré-históricos sugerem que o tabaco na América Latina, a picareta na Austrália, o bétele no Sudeste Asiático e a cerveja no Médio Oriente já eram utilizados há cerca de 10 000 anos, quando surgiu a agricultura e a criação de animais, sugerindo assim que a utilização de produtos vegetais psicoactivos já estava generalizada entre estas populações antes desse período. Em segundo lugar, as substâncias psicotrópicas são atualmente utilizadas pelos animais. Por exemplo, muitos animais e aves têm uma forte predileção pelo álcool, que obtêm através da ingestão de frutos fermentados, ao ponto de muitas vezes se excederem e ficarem embriagados. Os antigos índios peruanos, observando que as suas lhamas mascavam folhas de coca quando transportavam cargas pesadas em longas viagens, adoptaram eles próprios esse hábito. O café terá sido descoberto há 1500 anos, quando um pastor de cabras reparou que as suas cabras se tornavam excessivamente enérgicas depois de se alimentarem das bagas vermelhas de um pequeno arbusto. Estes dados provam que os animais utilizam estas substâncias porque são úteis e, nalguns contextos, vitais. Em terceiro lugar, os mamíferos, os hominídeos e os seres humanos devem ter partilhado uma relação co-evolutiva com as substâncias vegetais psicotrópicas. Essa relação de "tempo profundo" é evidente nas adaptações químico-ecológicas co-evolutivas moleculares existentes que evoluíram nos mamíferos para metabolizar substâncias vegetais psicotrópicas, como as enzimas do citocromo p450 metabolizadoras de drogas, e na estrutura das substâncias químicas defensivas das plantas, que evoluíram para imitar a estrutura dos neurotransmissores dos mamíferos e se ligam a receptores nos sistemas nervosos dos predadores, impedindo assim a destruição das plantas pelos herbívoros e garantindo a sobrevivência das espécies. Estas adaptações apoiam fortemente uma utilização sistemática de substâncias vegetais psicotrópicas pelos precursores humanos. A evidência da co-evolução entre os seres humanos e as plantas psicotrópicas é corroborada pelo facto de as substâncias psicotrópicas vegetais e outras substâncias naturais.

Os comportamentos relacionados com o estilo de vida, como a alimentação e a sexualidade, não atingem o sistema nervoso dos mamíferos indiscriminadamente, mas accionam o sistema de recompensa do cérebro, dando prazer e causando dependência. Por último, existem provas convincentes de que a disposição e o efeito de um grande número de agentes psicotrópicos são substancialmente influenciados pela etnia, sugerindo assim que as populações humanas e as plantas psicoactivas co-evoluíram a nível local. Estes aspectos são investigados pelo ramo da farmacologia conhecido como etnopsicofarmacologia.

Por exemplo, as enzimas da isoforma CYP2D6 do citocromo p450 estão envolvidas no metabolismo das anfetaminas originárias do Cáucaso. De acordo com a variabilidade genética, o metabolismo das anfetaminas nos seres humanos divide-se em lento e rápido. Nos metabolizadores lentos, o efeito da anfetamina é duradouro e o desejo, se existir, é retardado. A prevalência de metabolizadores lentos entre os caucasianos é a mais elevada em relação aos latino-americanos, africanos e asiáticos orientais, sugerindo assim uma co-evolução entre as plantas produtoras de anfetaminas e os caucasianos, que obtiveram os maiores benefícios e os menores danos destas substâncias.

Estas evidências sugerem que os comportamentos de estilo de vida, como o uso de substâncias psicoactivas, a ingestão de alimentos altamente palatáveis, os hábitos sexuais promíscuos, foram essenciais, em circunstâncias peculiares e temporárias, para garantir a sobrevivência das espécies e dos indivíduos. Assim, para instigar os indivíduos que os experimentaram a procurá-los, eles dão prazer, são "apreciados" (consumidos em excesso) e "desejados" (esculpidos), com mecanismos que são codificados pelo genoma dos mamíferos/homininos/humanos. Além disso, nos níveis de exposição dos nossos antepassados, estas actividades são bem toleradas. Este pressuposto é demonstrado pela ausência de provas de uma associação entre uma exposição baixa e não múltipla a estes comportamentos e o risco de cancro oral. Com o progresso humano, estes estilos de vida tornaram-se pouco saudáveis. Desde o desenvolvimento da agricultura e da criação de animais até à atual era da globalização, ocorreram mudanças profundas no ambiente que provocaram um aumento da disponibilidade e da aplicabilidade destes comportamentos, o que acabou por promover o seu uso excessivo, prolongado e múltiplas exposições. Atualmente, a iniciação, que outrora era necessária para a sobrevivência individual e da espécie, é promovida sobretudo por pressões dos pares/família, enquanto que o abandono, que outrora era determinado pela indisponibilidade, é evitado e o risco de cancro oral, bem como de outras doenças, aumenta.

Do ponto de vista da saúde pública, estas considerações sugerem que o objetivo de erradicar estes comportamentos para prevenir doenças relacionadas com o estilo de vida é irrealista, porque estes comportamentos são apreciados e desejados pelos indivíduos que os experimentaram. As campanhas de sensibilização que mostram que o consumo de cigarros, de bebidas alcoólicas e de alimentos ricos em palatos é prejudicial, entram em conflito com os seus efeitos agradáveis.

Uma abordagem alternativa é sugerida pela teoria de Adler, que considera que a abordagem do estilo de vida dos indivíduos saudáveis é relativamente flexível. Uma vez conscientes de que um determinado comportamento é prejudicial, abandonam-no em favor de um estilo de vida melhor. Traduzindo estes conceitos em termos de prevenção primária, isto significa que, para que as campanhas de sensibilização e conhecimento sejam bem sucedidas, é necessário melhorar a saúde tal como foi definida no ano de 1946 pela Organização Mundial de Saúde, ou seja, "um estado completo de bem-estar físico, mental e social, e não apenas a ausência de doença ou enfermidade". Embora esta definição tenha sido criticada como utópica e irrealista, é evidente que o termo saúde se refere a todos os aspectos da vida humana. De acordo com os princípios da "Carta de Otava para a Promoção da Saúde", a promoção da saúde física requer o cumprimento de alguns pré-requisitos essenciais.

Estas condições e recursos fundamentais para a saúde são a paz, o abrigo, a educação, a alimentação, o rendimento, um ecossistema estável, recursos sustentáveis, justiça social e equidade. A prova da necessidade de melhorar estas condições antes de implementar programas de prevenção vem da "Hipótese da Equidade Inversa", uma teoria da Saúde Pública derivada da "Lei dos Cuidados Inversos".

De acordo com a "Hipótese da Equidade Inversa", as intervenções e os programas de saúde pública baseados na população não conseguem geralmente atingir o seu objetivo final de obter saúde para todos, porque atingem seletivamente pessoas de elevado estatuto socioeconómico e resultam num aumento das desigualdades, porque os ricos atingem novos níveis mínimos alcançáveis de morbilidade e mortalidade e os pobres não beneficiam dos programas.

CAPÍTULO 7. ESTILO DE VIDA E FACTORES ASSOCIADOS À SAÚDE ORAL

Comportamento, stress e factores psicológicos

Os estilos de vida saudáveis são fundamentais para a saúde pública. O comportamento de saúde foi definido como as actividades humanas que protegem, promovem ou mantêm a saúde do indivíduo, enquanto o comportamento de risco diz respeito a acções que têm impactos negativos na saúde. A investigação sobre os comportamentos relacionados com a saúde e a sua correlação é de interesse para a saúde pública por várias razões.

Em primeiro lugar, a implementação de programas de promoção da saúde bem sucedidos depende tanto da informação sobre a prevalência de tais comportamentos como da compreensão dos seus factores determinantes. Em segundo lugar, a investigação pode pôr em evidência interacções entre comportamentos relacionados com a saúde que podem ter efeitos sinérgicos no estado de saúde. Em terceiro lugar, a informação sobre os padrões dos comportamentos relacionados com a saúde pode fornecer dados importantes para o ajustamento das intervenções de educação para a saúde no contexto dos programas de promoção da saúde.

A investigação levada a cabo nos países industrializados indicou que a saúde oral é uma componente essencial da saúde geral e que ambas as dimensões da saúde tendem a ter factores de risco comuns relacionados com estilos de vida. Os estudos mostram que os comportamentos de saúde das crianças e dos adolescentes estão associados a factores como o sexo, a idade, os pares, os conhecimentos e as atitudes em matéria de saúde oral, o rendimento e o nível de educação dos pais, o grupo étnico e o ambiente escolar. Além disso, tanto nos países desenvolvidos como nos países em desenvolvimento, a atividade física, o consumo de tabaco e de álcool, as práticas sedentárias, os hábitos de higiene geral e a dieta são factores de risco importantes para as doenças crónicas e podem também estar ligados à saúde oral. Inquéritos realizados em países industrializados mostraram que o comportamento de saúde oral e geral das crianças e adolescentes é altamente influenciado pelo estatuto socioeconómico dos seus pais.

Nos indivíduos saudáveis, a forma de lidar com as tarefas da vida é relativamente flexível. A maioria encontra formas de resolver os problemas e, quando uma via é bloqueada, pode escolher outra, mas uma minoria de "indivíduos perturbados" não consegue lidar com a situação. Em última análise, o estilo de vida refere-se à forma como os indivíduos vivem a sua vida e como lidam com os problemas e as relações interpessoais. De acordo com a teoria de Adler, os comportamentos classificáveis como um estilo de vida são reiterados durante a vida por longos períodos e não são ocasionais. Por exemplo, um comportamento de estilo de vida é o consumo excessivo de álcool aos fins-de-semana, mas não o consumo excessivo de álcool numa única ocasião, como uma festa. Além disso, os comportamentos relacionados com o estilo de vida implicam uma escolha consciente por parte dos indivíduos, que, no entanto, podem não estar conscientes das consequências que esses comportamentos induzem. Por conseguinte, todas as exposições profissionais indesejadas e inconscientes a agentes cancerígenos químicos, físicos ou outros agentes cancerígenos ambientais não são comportamentos relacionados com o estilo de vida. Por exemplo, os pescadores e marinheiros residentes numa aldeia costeira que vive da pesca correm um risco elevado de desenvolver cancro do lábio devido à elevada exposição à luz UV; uma vez que as pessoas que vivem neste contexto têm poucas ou nenhumas alternativas a esta ocupação, esta atividade não é um estilo de vida. Por outro lado, qualquer indivíduo que decida viver deliberadamente num barco adoptou um estilo de vida.

Na investigação sobre as principais doenças crónicas, ou seja, as doenças cardiovasculares e o cancro, tem sido dada maior ênfase à influência combinada do estilo de vida, dos factores psicológicos e das condições sociais, em vez dos factores de risco padrão. Foi demonstrado que o comportamento em matéria de saúde dentária está associado ao tabagismo, ao consumo de álcool e à atividade física. No entanto, o conceito de estilo de vida não deve ser entendido apenas como hábitos de comportamento discretos. O estilo de vida é algo mais do que um comportamento; é a filosofia de vida e um modo de vida. Assim, o conceito de estilo de vida não deve ser entendido apenas como hábitos comportamentais discretos. O estilo de vida é algo mais do que um comportamento; é uma filosofia de vida e um modo de vida. Assim, o estilo de vida deve ser estudado da forma mais alargada possível.

Atualmente, a escovagem dos dentes, o uso do fio dental e as visitas periódicas ao dentista são elementos fundamentais para a prevenção da doença periodontal. O uso do fio dentário é praticado por menos indivíduos, mas a frequência tem aumentado lentamente ao longo dos anos, sendo as mulheres e os indivíduos com mais escolaridade os que usam mais frequentemente o fio dentário. Sabe-se que os factores demográficos, como a idade, o sexo, a raça e o estatuto socioeconómico, afectam a frequência das consultas dentárias. O declínio do estado de saúde periodontal observado com o aumento da idade do indivíduo demonstra a acumulação de efeitos da doença ao longo da vida. Várias das nossas descobertas: relações inversas entre saúde periodontal relações entre saúde periodontal e níveis de educação e rendimento, e falta de associação entre posse de seguro dentário e melhor saúde periodontal, concordam com as descobertas de inquéritos nacionais. Um melhor estado de saúde periodontal tem sido associado a visitas frequentes ao dentista, embora os factores de risco associados à doença periodontal também tenham sido observados em frequentadores regulares.

Em resumo, verificou-se que um comportamento aceitável de utilização do fio dental e a realização de exames dentários regulares estão positivamente associados a alguns aspectos de uma melhor saúde periodontal. O estatuto demográfico foi o mais suscetível de afetar a frequência dentária. O profissional de medicina dentária deve continuar a recomendar comportamentos preventivos actuais adaptados ao estado dos seus pacientes.

O estilo de vida afecta a saúde; os factores relacionados com a saúde também têm uma relação com a cárie dentária. As pessoas com um estilo de vida ativo têm menos sintomas nos dentes e nas gengivas do que as que têm um estilo de vida inativo. O conceito de estilo de vida permite estudar o comportamento num sentido mais lato e lança mais luz sobre as características pessoais de um indivíduo do que as investigações anteriores que incluíam apenas hábitos de saúde dentária ou hábitos tabágicos. As pessoas que consomem álcool, fumam tabaco, têm hábitos alimentares favoráveis ou são fisicamente menos activas têm maior probabilidade de usar escovas de dentes irregulares. O consumo de tabaco é prejudicial para a saúde periodontal. Os fumadores tendem a ter um comportamento mais negativo em relação à saúde quando comparados com os não fumadores e o tabagismo está relacionado com factores sociais e psicossociais. O comportamento de saúde parece ser pior; a frequência da escovagem dos dentes e das visitas ao dentista parece ser irregular entre as pessoas com um estatuto socioeconómico mais baixo. Os factores comportamentais explicam as diferenças entre os sexos no estado de saúde. O comportamento dentário das mulheres é mais saudável do que o dos homens. A prevalência de doença periodontal é menor nas mulheres do que nos homens. Um estilo de vida saudável estava relacionado com uma baixa prevalência de bolsas periodontais. Num estudo realizado por Sakki TK Knuuttila MLE, e Vimpari SS, Hartikainen MSL, sugere que as associações anteriormente encontradas entre a doença periodontal e o estatuto socioeconómico podem ser explicadas por diferenças no estilo de vida.

A frequência da escovagem dos dentes, os hábitos alimentares, o tabagismo, o consumo de álcool, as visitas ao dentista, o stress, os acontecimentos da vida e a depressão estão relacionados com a saúde periodontal. Uma vez que os estilos de vida variam de país para país, a periodontite crónica pode ser influenciada por diferentes factores de risco. Os distúrbios de saúde mental podem também resultar de um baixo estatuto socioeconómico e de fracos conhecimentos sobre saúde, o que pode levar a cuidados de saúde oral deficientes e, indiretamente, à ocorrência de periodontite crónica.

A base celular e molecular das interacções entre o stress e a doença periodontal pode ser explicada pelo eixo HPA, tal como a promoção da libertação da hormona libertadora de corticotropina a partir do hipotálamo e dos glucocorticóides a partir do córtex adrenal. Os glucocorticóides exercem efeitos supressores importantes através de mecanismos altamente específicos a vários níveis. Por exemplo, reduzem o número de linfócitos, monócitos e eosinófilos circulantes e inibem a acumulação de macrófagos, eosinófilos e neutrófilos nos locais de inflamação. Os glucocorticóides também inibem a cascata da resposta imunitária, a produção de citocinas e a secreção de imunoglobina

A (IgA) e IgG. Os anticorpos IgA secretórios podem proteger, reduzindo a colonização inicial dos agentes patogénicos periodontais. Os anticorpos IgG podem exercer proteção opsonizando os organismos periodontais para fagocitose e morte por neutrófilos. Assim, estas alterações têm importantes acções supressoras nas respostas imunitárias e inflamatórias e dão origem a uma maior suscetibilidade; isto leva ao estabelecimento da infeção periodontal que, por sua vez, resulta em periodontite destrutiva. Além disso, o stress pode resultar em respostas que são transmitidas ao sistema nervoso autónomo, resultando na secreção de catecolaminas que afectam a libertação de prostaglandinas e proteases que, por sua vez, podem aumentar a destruição periodontal.

Embora as bactérias estejam bem estabelecidas como agentes etiológicos da doença periodontal, o facto de a sua presença, por si só, não ser capaz de produzir uma destruição tecidular avançada em todos os indivíduos sugere que existe uma resposta e adaptação individual a uma determinada quantidade de biofilme bacteriano sem que haja progressão da doença. A plausibilidade biológica de tal associação é apoiada por estudos que demonstram que as condições psicológicas, como a depressão e a exposição a agentes stressantes, podem afetar a resposta imunitária do hospedeiro, tornando o indivíduo mais suscetível ao desenvolvimento de condições insalubres que afectam a saúde periodontal. Vários estudos demonstraram que o stress psicológico pode desregular a resposta imunitária celular através de, pelo menos, três mecanismos. Em primeiro lugar, a resposta induzida pelo stress é transmitida ao eixo hipotálamo-pituitária-adrenal (HPA) e promove a libertação da hormona libertadora de corticotropina da glândula pituitária e das hormonas glucocorticóides do córtex adrenal. Os glucocorticóides libertados no córtex das supra-renais diminuem a produção de citocinas pró-inflamatórias (interleucinas, prostaglandinas e fator de necrose tumoral). Em segundo lugar, a exposição a agentes stressantes pode induzir o sistema nervoso simpático a libertar adrenalina e noradrenalina da medula suprarrenal e, por conseguinte, pode exercer um efeito imunossupressor, que pode provocar indiretamente a degradação dos tecidos periodontais. Em terceiro lugar, o stress pode induzir a libertação de neuropeptídeos das fibras nervosas sensoriais (inflamação neurogénica), e a presença de neuropeptídeos tem sido implicada como um promotor neurogénico em vários processos inflamatórios que modulam a atividade do sistema imunitário e a libertação de citocinas. Assim, indivíduos com elevados níveis de stress tendem a adotar hábitos prejudiciais à saúde periodontal, como uma higiene oral negligente, intensificação do consumo de nicotina ou alterações nos hábitos alimentares com efeitos negativos no sistema imunológico. O stress não é a mesma experiência para todos. Depende do apoio social que a família e os amigos possam dar, o que pode diminuir o potencial de stress.

Os factores psicossociais conduzem a alterações nos hábitos orais e nas respostas comportamentais do hospedeiro, como a falta de higiene e o tabagismo, e nas respostas do hospedeiro a determinantes ambientais, como o stress. O stress pode ser melhor compreendido como parte de um sistema complexo e dinâmico de transacções entre os indivíduos e o seu ambiente. O stress é uma parte da condição humana que está presente universalmente, mas em graus variáveis e tem efeitos diferentes nos indivíduos. O stress é compatível com uma boa saúde, que é necessária para enfrentar os desafios de cada vida. Os problemas começam quando a resposta ao stress é inadequada à dimensão do desafio, produzindo alterações neuroendócrinas e bioquímicas que resultam em efeitos adversos significativos no bom funcionamento dos sistemas imunitários.

Por último, foi colocada a hipótese de o efeito do stress psicossocial na doença periodontal ocorrer através da influência do stress nas alterações comportamentais que afectam os comportamentos de saúde de risco, como o tabagismo, a má higiene oral e a fraca adesão aos cuidados dentários.

O bruxismo do sono é uma perturbação periódica e estereotipada do movimento, caracterizada por um ranger ou cerrar excessivo dos dentes, involuntário e parafuncional, durante o sono. Este distúrbio é comum na população em geral e representa a terceira parassónia mais frequente. A prevalência do bruxismo do sono na população adulta foi estimada em 37,22%, dependendo da definição, da metodologia e da população utilizada nos estudos. As consequências do bruxismo do sono incluem desgaste dentário excessivo, fracturas dos dentes, dores musculares, inflamação e recessão das gengivas, desconforto na articulação temporomandibular, aumento do risco de problemas periodontais e sobrecarga dos implantes dentários. Estes sintomas estão também associados a dores de cabeça, dores faciais, aperto e rigidez do ombro, infeção oral, despertares frequentes com alteração do funcionamento diurno e apneia obstrutiva do sono. Os sons de ranger são frequentemente referidos como perturbadores do sono do parceiro de cama. Vários estudos anteriores demonstraram que os factores demográficos e de estilo de vida, como a idade jovem, o nível de escolaridade mais elevado, o tabagismo, a ingestão de cafeína e o consumo de álcool, são co-factores associados ao bruxismo do sono. O stress psicológico também tem sido discutido como um fator predisponente, precipitante e perpetuante do bruxismo do sono. Por exemplo, Hicks e Conti compararam o número de sintomas relacionados com o stress entre bruxómanos noturnos e não bruxómanos e observaram que os bruxómanos frequentes apresentavam mais sintomas de stress do que os não bruxómanos.

Pouco tem sido publicado sobre os determinantes do curso de vida da retenção de dentes na meia-idade. No entanto, a constatação de que o estilo de vida dos adultos foi o determinante mais importante da retenção de dentes foi consistente com os relatórios de outros estudos em que os dados da coorte das mil famílias foram utilizados para explorar a saúde e a doença dos adultos.

A promoção de um estilo de vida adulto mais saudável e a melhoria contínua da higiene oral ao longo de todo o ciclo de vida parecem ser as intervenções de saúde pública com maior probabilidade de aumentar a retenção de dentes na meia-idade. A ansiedade, o stress e a depressão afectam a utilização dos serviços de saúde, a tomada de decisões no tratamento e as respostas ao tratamento periodontal.

A autoestima surgiu como uma construção central na teoria psicológica devido à sua relevância para a investigação numa grande variedade de domínios. Foi demonstrado que a autoestima está relacionada com a depressão, com padrões alimentares perturbadores, com o narcisismo, com a capacidade de resposta ao tratamento de síndromes depressivas, com reacções emocionais ao sucesso e ao fracasso, com a excitação da raiva, com a forma como os membros de grupos minoritários reagem à discriminação, com a vinculação dos adultos e com o consumo de álcool e outras drogas.

O corpo e a relação mental com o próprio corpo são evidenciados em muitas perturbações mentais que envolvem a auto-mutilação física. Existem muitos dados empíricos sobre o papel da perceção corporal distorcida nas perturbações alimentares e no stress psicológico. O perfeccionismo tem sido associado a muitos tipos de psicopatologia, bem como a atitudes e comportamentos associados a perturbações alimentares, depressão, ansiedade, stress, perturbação obsessivo-compulsiva, tentativas de suicídio, perturbações da personalidade e fobia social. Há provas de que a autoestima está associada a uma elevada frequência de escovagem dos dentes. Os autores sugerem que, tal como o exercício físico e a escovagem regular dos dentes exigem perseverança, pode ser necessária uma elevada autoestima para estas práticas de autocuidado que, muito provavelmente, só causarão perturbações menores a curto prazo se forem negligenciadas e cujas vantagens a longo prazo só serão observadas após uma prática persistente e regular.

O sucesso nos cuidados pessoais pode reforçar a autoestima. Pode ser necessária uma elevada autoestima para estas práticas de autocuidado que, muito provavelmente, só causarão pequenas perturbações a curto prazo se forem negligenciadas e cujas vantagens a longo prazo só serão observadas após uma prática persistente e regular. Quanto maior for a autoestima, mais positivos serão os sentimentos e as atitudes em relação à imagem corporal, maior será o conforto do toque e maiores serão os cuidados com o corpo. As pessoas com maior autoestima tendem a ser menos stressadas, deprimidas, ansiosas, etc. Influenciar o comportamento em matéria de saúde oral através do reforço do gosto por si próprio, da autocompetência, do investimento no corpo e do perfeccionismo pode beneficiar a manutenção do autocuidado dos pacientes dentários e periodontais.

Os comportamentos de saúde oral estão associados a vários traços psicológicos, incluindo a autoestima, a auto-eficácia, a satisfação com a vida, o otimismo, o sentido de coerência, a ansiedade, a depressão, o locus de controlo, o stress e a hostilidade cínica. Diversos factores psicossociais, incluindo o isolamento social, o estatuto socioeconómico, os factores de personalidade e os traços de carácter (por exemplo, a hostilidade), a ansiedade, a depressão e as condições de stress de vida agudas, crónicas e subagudas contribuem para a patogénese da periodontite crónica, da gengivite ulcerosa necrosante e da gengivite crónica e experimental. A investigação também mostrou que a ansiedade, o stress e a depressão têm uma relação clara com as respostas dos doentes a tratamentos cirúrgicos e não cirúrgicos. Há cada vez mais investigação que confirma que um fraco autocontrolo conduz à agressão, a comportamentos anti-sociais e a problemas de abuso de álcool e de drogas.

Os homens que tinham mais apoio social eram menos propensos a desenvolver periodontite e os homens que expressavam raiva com mais frequência eram mais propensos a desenvolver periodontite em comparação com os homens que tinham baixo apoio social e menos expressão de raiva, respetivamente. Os homens que referiram ter pelo menos um amigo próximo e os que participavam em serviços religiosos tinham um risco reduzido de desenvolver periodontite. Os homens divorciados, viúvos e que nunca se casaram tinham um risco ligeiramente superior de desenvolver periodontite em comparação com os homens casados, embora a diferença não fosse estatisticamente significativa.

Genco e colegas demonstraram um aumento da concentração de cortisol na saliva de pessoas com periodontite em comparação com a concentração em pessoas sem a doença e propuseram dois modelos através dos quais o stress pode afetar o risco de periodontite. No primeiro modelo, postularam que o stress está associado à ativação do eixo hipotalâmico pituitário adrenal. O stress induz o hipotálamo a libertar uma hormona libertadora de corticotropina que actua sobre a glândula pituitária para segregar a hormona adrenocotrópica que, por sua vez, estimula o córtex adrenal a libertar glucocorticóides. Os glucocorticóides podem deprimir a função imunitária, inibindo o antigénio dos macrófagos nos neutrófilos, a diferenciação dos linfócitos e a produção de eicosanóides, aumentando assim o risco de infeção periodontal.

No segundo modelo, Genco e colegas propuseram que o stress pode estar associado ao aumento do tabagismo, a uma dieta pobre e a uma higiene oral ineficaz, resultando num risco acrescido de desenvolver periodontite.

Os glucocorticóides aumentam os níveis de glucose no sangue e induzem a resistência à insulina. A diabetes e o estado de resistência à insulina estão associados à acumulação de produtos finais de glicação avançada nos tecidos periodontais, o que induz a inflamação e a periodontite. Por conseguinte, é plausível que o stress possa resultar num aumento do risco de periodontite através da secreção de glucocorticóides e da consequente resistência à insulina.

A redução do isolamento social, o aumento do apoio social e a redução da necessidade de exprimir raiva (talvez conseguida através de programas de gestão do stress) podem desempenhar um papel importante na melhoria da saúde oral, bem como da saúde e do bem-estar geral.

O stress académico foi associado a um aumento da acumulação de placa bacteriana, sendo este aumento mais evidente nos locais orais, enquanto os locais vestibulares foram menos afectados. Os estudantes em exame também relataram a negligência da higiene oral. Assim, parece que o stress psicossocial afecta negativamente o comportamento de higiene oral, resultando numa maior acumulação de placa bacteriana e aumentando assim o risco de doenças associadas à placa bacteriana. Uma importante doença associada à placa bacteriana nos adultos é a Periodontite marginal. Pode ser importante considerar que o stress psicológico e a placa bacteriana actuam sinergicamente nas concentrações de interleucina-10 (1L-10) periodontal. Ambos os factores induzem um aumento significativo de 1L-10 cervicular, que atinge níveis máximos se a placa dentária e o stress estiverem presentes ao mesmo tempo. A 1L-10 induz a reabsorção óssea e reduz a formação óssea in-vivo, encontra-se em concentrações elevadas nos locais de perda óssea periodontal e está relacionada com a futura perda de inserção.

Uma série de acontecimentos da vida, como problemas conjugais ou familiares que não o divórcio, a morte de um familiar, doença grave pessoal, doença grave de um familiar próximo, grandes dificuldades financeiras e assaltos e roubos, foram significativamente associados a sintomas orais agudos ou crónicos. Por outro lado, tem sido questionada a possibilidade de existir uma ligação entre factores psicossociais, tais como acontecimentos da vida, e doenças periodontais.

Uma nova e importante descoberta aqui relatada foi o papel dos acontecimentos positivos da vida. Enquanto o impacto negativo dos acontecimentos da vida foi associado à periodontite, o impacto positivo dos acontecimentos da vida foi associado a uma melhor saúde periodontal. Estes resultados levantam duas questões: em primeiro lugar, o significado e a conveniência de cada acontecimento determinam se o acontecimento de vida pode ter um efeito nocivo ou protetor no estado de saúde periodontal e, em segundo lugar, o acontecimento positivo pode servir como fator de proteção, enquanto apenas as pessoas com mais acontecimentos negativos do que positivos têm maior probabilidade de desenvolver periodontite. Os acontecimentos de vida positivos podem contrariar o efeito dos acontecimentos de vida negativos e vice-versa e, consequentemente, o número total de acontecimentos de vida tende a não estar relacionado com qualquer variável de resultado de saúde. Este facto pode explicar por que razão alguns estudos não conseguiram demonstrar uma associação entre acontecimentos de vida e saúde. Os acontecimentos de vida foram definidos como ocorrências objectivas de magnitude suficiente para provocar alterações nas actividades habituais da maioria dos indivíduos que os vivenciam.

O comportamento em matéria de saúde dentária está associado ao sexo e ao estatuto socioeconómico. As mulheres têm mais probabilidades do que os homens de escovar os dentes, usar fio dentário e visitar dentistas para prevenção de doenças dentárias. A escovagem diária mostrou-se significativamente relacionada com a educação e o rendimento. O comportamento em matéria de saúde dentária está associado ao hábito de fumar, ao consumo de álcool, à atividade física e aos hábitos alimentares. Os comportamentos dos pacientes em matéria de saúde dentária afectam as visitas regulares dos adolescentes ao dentista. Estes resultados sugerem que o comportamento em matéria de saúde dentária é multidimensional. Também levantámos a hipótese de que a condição mental, a atividade social e a presença de doença sistémica também afectam o comportamento de saúde dentária. A razão para uma escovagem dentária mais frequente por parte do sexo feminino foi relatada como sendo estética ou causada por normas sociais. O envelhecimento foi um fator que contribuiu para a diminuição da frequência de escovagem dos dentes. Esta geração geralmente perde dentes devido à doença periodontal e as pessoas deste grupo etário estão mais conscientes da sua saúde oral. Por conseguinte, o envelhecimento pode ter um efeito maior na utilização de dispositivos de limpeza adicionais do que na frequência de escovagem dos dentes.

Um comportamento tabágico mais saudável e mais exercício físico foram significativamente associados a um aumento da frequência de escovagem dos dentes. Os ex-fumadores, os actuais fumadores regulares e os fumadores ocasionais escovam os dentes com menos frequência do que aqueles que nunca fumaram. Verificou-se também que a atividade social, avaliada pela experiência de trabalho social voluntário, estava correlacionada com o comportamento de saúde dentária. As pessoas com doença sistémica estão mais conscientes da sua saúde e, consequentemente, têm um comportamento dentário mais saudável. Os indivíduos que vivem sozinhos são mais susceptíveis de visitar um dentista regularmente do que os indivíduos que vivem com muitos membros da família. É possível que os indivíduos que vivem sozinhos visitem o dentista mais regularmente porque estão orientados para a auto-consciência.

Uma consideração significativa da combinação de dietas estava relacionada com visitas regulares a um dentista, indicando uma associação entre um estilo de vida mais saudável e um comportamento de saúde dentária. A associação positiva entre um melhor estilo de vida e comportamentos de saúde dentária foi comumente confirmada, o que indica que estas associações não são inteiramente de origem cultural, mas podem ser mais universais, pelo menos nos países desenvolvidos. Os indivíduos que consideravam cuidadosamente a combinação de dietas e os que viviam sozinhos estavam predispostos a visitar um dentista regularmente. Estes resultados indicam que o comportamento dentário está associado ao estilo de vida, bem como a factores demográficos. Do ponto de vista comportamental, o objetivo mais importante é o comportamento de saúde em si, a escova de dentes baixa relaciona-se com o estilo de vida do indivíduo, e quais os factores que influenciam a capacidade de um indivíduo para realizar estes comportamentos de saúde.

ESTATUTO SOCIOECONÓMICO

"A pobreza é a pior forma de violência"

A melhoria da saúde traduz-se numa maior riqueza e produtividade, distribuídas de forma mais equitativa. A prevenção e o tratamento da maior parte das doenças orais são dispendiosos e, por conseguinte, muitas vezes não estão ao alcance dos pobres, que correm assim um risco significativamente mais elevado de desenvolver doenças sistémicas relacionadas com patologias orais. As doenças orais estão muitas vezes substancialmente associadas à morbilidade sistémica, que infelizmente aflige os subgrupos mais vulneráveis da população pobre. Estudos e revisões recentes demonstraram uma associação estatística entre a doença periodontal e a pré-eclampsia, os resultados da gravidez, as doenças cardiovasculares, os acidentes vasculares cerebrais, as doenças pulmonares e a diabetes. Simultaneamente, foi demonstrado que a terapia reduz a taxa de nascimentos prematuros de baixo peso entre as mulheres grávidas. Foi demonstrado que a desnutrição, especificamente o fornecimento insuficiente de vitaminas, induz doenças orais. Ao mesmo tempo, a doença dentária tem sido implicada como contribuindo para a desnutrição, o que é particularmente evidente nas comunidades de classe social mais baixa e nos países em desenvolvimento. A relação entre a cárie dentária, a perda de dentes e a desnutrição é muito importante e preocupante para os idosos, devido ao edentulismo, e para as crianças, devido à cárie na primeira infância. A má saúde oral tem sido documentada como um fator de risco para a mortalidade e a morte precoce. É evidente que a prevenção e o tratamento da maior parte das doenças orais são dispendiosos e, por conseguinte, muitas vezes não estão ao alcance dos pobres, que correm assim um risco significativamente mais elevado de desenvolver doenças sistémicas relacionadas com patologias orais.

O relatório da OMS sobre a saúde mundial de 2003 sublinhou o facto de a alteração dos padrões das doenças crónicas estar estreitamente relacionada com determinantes socioambientais e com a alteração dos estilos de vida (dieta rica em açúcar, consumo de tabaco, consumo de álcool, etc.). O maior ónus das doenças orais verifica-se nos países desfavorecidos e nas comunidades socialmente marginalizadas dentro dos países. A cárie dentária está fortemente relacionada com o estilo de vida e com factores comportamentais autocontrolados, incluindo uma higiene oral deficiente (por exemplo, utilização inadequada de pasta dentífrica fluoretada), uma dieta pobre (especificamente, consumo frequente de hidratos de carbono refinados) e uma alimentação inadequada dos bebés. Outros factores que aumentam o risco de cárie são a pobreza, a privação, o número de anos de escolaridade, a cobertura de seguro dentário e a utilização de selantes de fissuras. À medida que as sociedades e os países se desenvolvem e adoptam uma cultura urbanizada, industrializada e ocidentalizada, o consumo de açúcar aumenta e, simultaneamente, a prevalência de cáries aumenta a partir de um nível inicial baixo. Num determinado ponto do desenvolvimento, as sociedades afluentes, com níveis de cárie a priori mais elevados, adoptam medidas de proteção contra a cárie como o uso de flúor, uma melhor higiene oral e dietas mais saudáveis. A doença periodontal está fortemente relacionada com o tabagismo e diminui com a redução do consumo de tabaco. O tabagismo é mais frequente nos agregados familiares com rendimentos mais baixos nas economias em desenvolvimento.

A Declaração de Alma-Ata da OMS afirmava enfaticamente que a saúde é um "direito humano fundamental e que a obtenção do nível mais elevado possível de saúde é um dos objectivos sociais mais importantes a nível mundial" e prosseguia: "Os governos têm uma responsabilidade pela saúde dos seus povos que só pode ser cumprida na íntegra através de medidas sanitárias e sociais adequadas. Os profissionais de saúde pública e de saúde pública dentária concordam unanimemente que a saúde oral é uma componente integral da saúde geral. No entanto, apesar deste consenso incontornável, mesmo nos países que dispõem de um sistema nacional de seguro de saúde, os cuidados de saúde oral continuam a ser curiosa e frustrantemente excluídos. Alguns explicam esta exclusão pelo facto de as doenças orais (pelo menos a cárie e a doença periodontal) não serem fatais, e outros pelo elevado custo do tratamento. O tratamento dentário convencional é frequentemente dispendioso nos países industrializados e, por conseguinte, não é potencialmente viável nas regiões em desenvolvimento com baixos rendimentos. A base económica das disparidades no acesso aos cuidados dentários foi reiterada na investigação dos EUA. Disparidades socioeconómicas semelhantes na saúde oral e nos cuidados de saúde oral foram claramente demonstradas na Austrália, Brasil, Escócia, Nova Zelândia e outros países em todo o mundo.

Foi proposto que o risco de efeitos adversos para a saúde, como a diabetes, as doenças cardiovasculares e a osteoporose na meia-idade, pode ser programado por um desenvolvimento deficiente no útero. No entanto, as experiências na infância e na idade adulta também podem determinar a saúde adulta, independentemente da vida fetal. O risco de má saúde oral na idade adulta tem sido associado ao estatuto socioeconómico na infância, mas existem também muitos estudos que associam as condições na idade adulta à doença oral e à perda de dentes. Quando se avaliam os efeitos de factores que operam em diferentes fases da vida de um indivíduo no seu risco de doença na idade adulta, deve utilizar-se informação de todo o ciclo de vida. Esta investigação que avalia quais as fases da vida que são mais importantes para a saúde de um indivíduo raramente incluiu a saúde oral, mas pode dar um contexto global para avaliar os riscos de doenças orais e planear a prevenção que não pode ser alcançado por outras metodologias.

Um estatuto social mais elevado demonstrou estar associado a uma maior frequência de escovagem dos dentes ou a hábitos de limpeza interdentária. Um estilo de vida pouco saudável demonstrou ser pior entre as pessoas com um estatuto socioeconómico mais baixo. O estilo de vida reduz a relação entre o estatuto socioeconómico e a frequência de escovagem dos dentes. O género também foi considerado um forte preditor da frequência de escovagem na análise multivariada anterior. As razões para uma escovagem dentária mais frequente demonstraram ser estéticas ou causadas por normas sociais no caso das mulheres.

O estilo de vida não está associado à utilização de açúcar no café ou no chá, pelo que não afectou as associações entre o sexo e a utilização de açúcar. Um estatuto profissional mais baixo limita claramente a utilização de serviços dentários, o que parece estar menos relacionado com o estilo de vida geral. Ao nível da população, os hábitos de limpeza oral são uma questão de estilo de vida orientado para a saúde e de comportamento relacionado com o género, e socioeconómico em menor grau. O estilo de vida tem uma influência menor no hábito de visitar o dentista, que é mais claramente afetado por factores socioeconómicos.

As condições e experiências vividas no início da vida deixam uma marca indelével no indivíduo. Nicolau et al desenvolveram um modelo que incluía indicadores socioeconómicos, biológicos, psicossociais e comportamentais na infância e examinaram as associações entre estes factores - reportados retrospetivamente - e a cárie dentária, hemorragia gengival e lesões dentárias traumáticas em adolescentes. As variáveis das circunstâncias familiares incluíram indicadores socioeconómicos, estrutura familiar (nuclear, monoparental, família reconstituída), apoio parental (confiança, amor, atenção e compreensão) e disciplina (rigor, castigo). Os resultados mostraram que a estrutura familiar estava significativamente associada à hemorragia gengival e que a estrutura familiar e a disciplina e apoio parentais estavam associados à lesão dentária traumática. Os factores biológicos e socioeconómicos foram associados à cárie dentária. Embora o estilo de educação parental tenha tido uma associação direta com o impacto social da saúde oral no adulto, argumentamos que o principal impacto das condições da infância na qualidade de vida relacionada com a saúde oral foi indireto e operou principalmente através de mecanismos psicossociais. Assim, a importância das características da infância para a saúde oral do adulto pode ser mediada por mecanismos intermediários, tais como a qualidade e a natureza dos atributos psicossociais ligados ao ambiente da infância. A qualidade da parentalidade foi significativamente associada a atributos psicossociais na idade adulta. Estas relações apoiaram as ligações hipotéticas entre as características familiares e o estado de saúde oral na idade adulta através de uma via psicossocial. O estilo de criação dos pais influenciou o desenvolvimento psicossocial, tendo sido examinadas três características relativas à família de origem, enquanto a literatura reconhece que os pares e a vida escolar também contribuem para o desenvolvimento psicossocial do indivíduo. Na coorte britânica de nascimentos, as condições de vida precoce foram examinadas quanto à sua associação com a retenção na meia-idade. Para além da posição socioeconómica, as variáveis foram o peso à nascença ajustado à idade gestacional, as condições de habitação à nascença, a alimentação infantil e a utilização de chupeta. Em relação a estes factores, foi examinado o impacto relativo dos comportamentos de risco na idade adulta (tabagismo, consumo de álcool, total diário de açúcares na dieta e utilização de terapia de substituição hormonal).

A má saúde oral apresenta um gradiente de classe social, tal como qualquer outra doença crónica relacionada com o estilo de vida. Os indivíduos mais abastados e socialmente mais favorecidos sofrem de baixos níveis de doença dentária, enquanto os que pertencem aos grupos mais pobres e mais favorecidos registam as taxas de doença mais elevadas. Esta situação pode refletir diferenças nos estilos de vida, atitudes, comportamentos e acesso a produtos, alimentos e serviços benéficos para a saúde, e não a eficácia da medicina dentária preventiva. Não se deve esquecer que, embora seja a cárie dentária que mais frequentemente dá origem a sintomas agudos, não é a única doença oral. Os outros problemas orais, quase omnipresentes, são a gengivite e a periodontite (doença reversível e irreversível das gengivas). A causa mais importante destas doenças é a placa bacteriana, que pode ser removida pelo doente através de uma limpeza cuidadosa com uma escova de dentes. Uma análise sistémica recente demonstrou que uma das formas mais eficazes de garantir a adoção deste padrão de comportamento era as pessoas receberem conselhos simples, mas individualizados, do pessoal dentário, de forma regular e repetitiva.

Os avanços na sensibilização para a saúde oral, a fluoretação da água e os cuidados dentários (selantes) contribuíram para uma redução das cáries dentárias e uma maior retenção dos dentes na população americana, com maiores benefícios para os adultos mais jovens. Infelizmente, a população desfavorecida [como as minorias raciais/étnicas e os grupos de baixo estatuto socioeconómico (SES)] continua a partilhar um fardo desproporcionado de doenças dentárias, incluindo, mas não se limitando a, cáries, doença periodontal, perda de dentes e cancros orais e da faringe. A falta de dentes em adultos pode refletir a perda de dentes na idade adulta devido a cáries, doença periodontal e, em menor grau, a traumatismos ou extracções para tratamento ortodôntico ou para colocação de próteses. Além disso, factores como a educação, o rendimento, o seguro dentário, a raça/etnia, a localização geográfica, os comportamentos de saúde, a higiene oral, o acesso aos cuidados, os padrões de utilização e a capacidade de pagar procedimentos dentários dispendiosos também influenciam as decisões de extrair dentes. A teoria da "incorporação" sugere que os indivíduos manifestam fisicamente o seu ambiente social. Estas manifestações físicas podem ser resultados de doenças ou indicadores físicos de exposição passada a desigualdades sociais que deixam "marcas permanentes" na fisiologia, função ou anatomia do indivíduo. A perda de dentes em resultado de doença dentária pode expressar a incorporação de má nutrição, rendimento disponível limitado, normas sociais, discriminação e doença dentária ao longo da vida. Assim, o número de dentes perdidos pode refletir as circunstâncias socioeconómicas dos indivíduos ao longo da sua vida.

O estatuto socioeconómico é composto por muitos factores que podem desempenhar diferentes papéis em diferentes momentos da vida de um indivíduo, contribuindo para o risco de perda dentária. Por exemplo, baixos níveis de educação materna podem levar a uma má higiene oral na infância e a uma maior cárie e perda de dentes no final da infância e início da adolescência, resultando em indivíduos que chegam à idade adulta com uma dentição já comprometida. Uma maior perda de dentes seria parcialmente determinada pela higiene oral, pelo hábito de fumar e pela utilização de cuidados dentários na idade adulta, comportamentos que provavelmente foram estabelecidos na infância. Num estudo realizado por Jimenez et al. nos EUA, verificaram que as associações entre os factores socioeconómicos e a perda de dentes eram mais fracas para os negros e os mexicanos-americanos do que para os brancos. Além disso, os nossos dados fornecem evidências que sugerem que alguns indicadores de estatuto socioeconómico comummente utilizados podem não estar associados à perda de dentes em algumas populações raciais/étnicas, como tem sido sugerido para outros resultados de saúde. Este facto pode dever-se a desigualdades históricas e/ou a atributos específicos da população, como é o caso das populações imigrantes.

FACTORES CULTURAIS

A cultura é definida como um comportamento aprendido que foi socialmente adquirido e, por outras palavras, "é o corpo partilhado e organizado de costumes, competências, ideias e valores, transmitidos socialmente de uma geração para outra. A cultura desempenha um papel importante nas sociedades humanas. Estabelece normas de comportamento e fornece um mecanismo que assegura a um indivíduo a sua sobrevivência pessoal e social. A cultura tem três partes. É uma experiência que é aprendida, partilhada e transmitida. A aculturação refere-se ao contacto com a cultura. Há várias formas de aculturação, como o comércio, a industrialização, a propagação da religião, a educação e a conquista, para citar algumas. Diz-se que um indiano é o próximo melhor inglês, uma vez que os britânicos trouxeram a sua cultura para a Índia através da conquista.

Os factores culturais na saúde e na doença têm atraído a atenção de cientistas médicos e sociólogos. Cada cultura tem os seus próprios costumes que podem ter uma influência significativa na saúde e na saúde oral. O aumento da incidência de cancro do pulmão devido ao tabagismo, a cirrose devido ao alcoolismo em muitos países desenvolvidos e o aumento da incidência de cancro oral na Índia devido aos hábitos de mastigação de panelas são alguns exemplos clássicos que demonstram a influência da cultura na saúde e na saúde oral.

Os conceitos culturais de doença e terapia em todo o mundo são diversos. Esta diversidade aplica-se igualmente às doenças e tratamentos orais. Desde tempos imemoriais, os dentes, a boca e o rosto têm exercido um fascínio aparentemente intrínseco sobre a humanidade. Continuaram a ser objeto de muitas crenças, superstições e tradições orais e escritas e objectivos de uma vasta gama de práticas decorativas e de mutilação. A história registada é repetida com uma descrição dos métodos utilizados por uma série de culturas antigas e relativamente contemporâneas para combater os sintomas e efeitos da doença que afecta os dentes e outras estruturas orais.

O Modelo de Crenças sobre a Saúde sublinha que comportamentos como ir ao dentista ou escovar os dentes e usar fio dental dependem das cognições do indivíduo. A perceção da suscetibilidade e da gravidade de uma determinada doença faz parte integrante do modelo. Além disso, a perceção que o indivíduo tem dos benefícios e dos obstáculos (por exemplo, custos) a uma determinada ação relacionada com a saúde também faz parte do modelo. Em suma, os comportamentos de saúde que se acredita terem muitos benefícios e poucas barreiras são mais susceptíveis de serem seguidos. Após a realização de uma investigação considerável, este modelo não conseguiu explicar ou prever de forma conclusiva os comportamentos baseados apenas nas crenças sobre a saúde oral. No entanto, este modelo constituiu uma base para modelos subsequentes e está associado a comportamentos de saúde específicos.

O significado da cultura para a saúde é bem reconhecido, na medida em que as concepções e expressões de saúde são culturalmente determinadas e variam tanto entre grupos culturais como dentro de cada grupo. Embora as medidas de doença não tenham aparentemente qualquer conteúdo cultural, as medidas de saúde e de qualidade de vida abordam fenómenos inerentemente culturais. A cultura é uma matriz complexa de elementos em interação que são omnipresentes, multidimensionais e complexos. Representa conhecimento, experiência, crenças, valores, significados e atitudes, bem como conceitos de religião e noções de tempo, papéis e universo. Na sua essência, a cultura é a lente através da qual vemos o mundo. Johnson define cultura como "formas aprendidas e partilhadas de interpretar o mundo" que, por conseguinte, fornecem aos indivíduos ideias sobre o que é relevante ou irrelevante, valorizado ou desvalorizado na vida.

Assim, a saúde está "ligada à cultura" e aqueles que interagem entre culturas podem facilmente tornar-se presas do etnocentrismo, em que um prestador de cuidados de saúde ou investigador assume que os valores importantes para a cultura em que foi socializado são necessariamente partilhados por todos. Nos cuidados de saúde, a comunicação é complexa, exigindo uma consideração cuidadosa dos conceitos culturais de saúde, doença e valores e comportamentos de saúde. Barker identificou categorias distintas em que ocorrem erros de comunicação em questões relacionadas com a saúde, em resultado de diferenças nas definições de mensagens verbais e não-verbais. A primeira área, os sistemas etnomédicos, trata de crenças e conhecimentos culturais únicos sobre a saúde e a doença detidos pelo grupo cultural. Há grupos específicos que acreditam em sistemas médicos personalistas em que os espíritos ou feiticeiros causam a doença (por exemplo, os povos indígenas da América Central e do Sul); enquanto outros acreditam no sistema médico naturalista em que a saúde está associada a um equilíbrio no corpo (por exemplo, a medicina tradicional chinesa). Por esta razão, um indivíduo que adira a um equilíbrio "quente-frio" pensa em algumas condições, como uma inflamação dentária, como uma condição quente provocada pelo consumo de demasiados alimentos quentes. O tratamento de doenças como um problema nos maxilares ou nas articulações (doença fria) implica o consumo de alimentos quentes ou de medicamentos. Uma fenda oral pode ser vista como o resultado de actos "maus" da mãe (por exemplo, infidelidade), mau-olhado ou o acaso de uma mãe grávida ter olhado para um coelho durante a gravidez. De qualquer modo, a medicina ocidental trata geralmente o problema de saúde com base nos dados físicos e médicos (radiografias, análises laboratoriais e exame físico), tendo pouco em conta as percepções e crenças do doente. Temos tendência a considerar a mente e o corpo como se fossem entidades separadas. A ligação mente-corpo está intrinsecamente ligada a alguns valores culturais de saúde e à ligação entre a mente-corpo e o universo. Estas ligações podem ser observadas em variações entre os sistemas de saúde dos nativos americanos, africanos e chineses.

IDENTIDADE ETNOCULTURAL

A grande diversidade intergrupal está associada à identidade etnocultural. A identidade etnocultural refere-se à medida em que um indivíduo apoia e pratica um modo de vida associado a uma determinada tradição cultural. Inclui múltiplos comportamentos e valores. A identidade etnocultural refere-se apenas à identidade de um indivíduo com o(s) grupo(s) escolhido(s), enquanto a aculturação se refere tipicamente ao grau em que um indivíduo se identifica ou se adapta às culturas dominantes. A identidade cultural local é dinâmica e é afetada pelo processo de aculturação. A identidade, os valores, as atitudes e o grau de aculturação do indivíduo influenciam o encontro no domínio da saúde. Foram identificados quatro níveis de aculturação:

1) Bicultural - uma pessoa que funciona igualmente bem na cultura dominante e na sua própria cultura

2) Tradicional - aquele que mantém a maioria das características da sua cultura de origem

3) Marginal - aquele que não tem contacto com a cultura dominante ou com a cultura de origem

4) Aculturado - aquele que abandonou os traços da cultura de origem e adoptou os traços da cultura dominante.

O processo, designado por assimilação, implica a integração social, económica e política numa sociedade dominante para a qual se emigrou. A assimilação está próxima da aculturação, que requer uma compreensão ou avaliação por parte do profissional de saúde para compreender melhor a pessoa a quem se destina uma intervenção ou um programa.

Mutilações de dentes

No mundo moderno, as decorações e mutilações corporais são de ocorrência universal e observam-se em pessoas de todas as regiões do mundo desenvolvido e subdesenvolvido. As mutilações relacionadas com os dentes e os tecidos moles são formas de mutilação bem conhecidas. O conhecimento destas práticas é importante pelas informações valiosas que fornecem sobre as crenças e tradições culturais das pessoas que as praticam e pela razão muito pragmática de que podem incluir exemplos de costumes que dão origem diretamente à patologia dos dentes e dos tecidos orofaciais. A compreensão destes costumes é importante para o diagnóstico e tratamento das complicações decorrentes destas formas adquiridas de patologia. Muitas das mutilações dentárias e orofaciais têm características e padrões relativamente específicos que reflectem diferentes afiliações étnicas ou tribais. O conhecimento destes costumes também é importante no contexto da odontologia forense.

As práticas de mutilação dos dentes foram registadas em ambientes não tropicais, mas a maioria destes costumes é observada entre as pessoas que vivem nas regiões tropicais do mundo. Estas práticas incluem a extração não terapêutica de dentes; a quebra de coroas dentárias; a alteração da forma das coroas dentárias através de obturações e lascas, incrustações dentárias; lacagem e coloração dos dentes; e práticas diversas como a colocação de coroas de ouro para fins de adorno.

Razões para as mutilações dentárias: temas de base como as iniciações, as identificações e a estética estão na base de muitos dos costumes de mutilação encontrados nos trópicos. As crenças e associações atribuídas à prática das evoluções dentárias são as seguintes

1. Identificações tribais

2. Ritos de iniciação

3. Sinal de virilidade ou bravura

4. Diferenciação dos sexos

5. Sinais de idade núbil nas mulheres

6. Sinal de renascimento cerimonial

7. Para garantir uma vida após a morte

8. Estética e moda

9. Fins terapêuticos

1 0.Sinal de luto

11. Sinal de subjugação

12. Forma de punição

13. Mimetismo cultural

14. Para que uma pessoa possa cuspir corretamente

15. Superstição local associada a fenómenos como a chuva

Ablações dentárias

A ablação dentária é descrita como a remoção deliberada de um dente para fins rituais ou tradicionais. Os vários motivos subjacentes às ablações dentárias têm geralmente uma base não terapêutica.

Razões para as ablações dentárias: em termos gerais, as ablações dentárias rituais são efectuadas por razões de identificação, por razões religiosas e espirituais, para significar algum acontecimento da vida, como a transição da infância para a idade adulta ou feminina, ou por razões estéticas e de moda.

Número e tipo de dentes envolvidos: Diz-se que o povo Atayal de Taiwan extrai os seus "dentes de trás" para fins estéticos. O número de dentes extraídos por razões rituais ou de costume situa-se geralmente entre um e quatro. No entanto, são registados exemplos de ablações de mais de quatro dentes num maxilar e de extração de um total ou mais de quatro dentes em ambos os maxilares. Nalgumas pessoas, as ablações dentárias podem ser realizadas em associação com outras práticas de mutilação dentária, tais como lascar e obturação.

Distribuição por idade e sexo: A idade em que as ablações dentárias rituais são efectuadas varia. Claramente, os procedimentos que envolvem dentes decíduos são efectuados em pessoas na sua infância. As ablações de dentes permanentes podem ser efectuadas em qualquer idade a partir da infância. No entanto, em geral, as ablações de dentes permanentes tendem a ser efectuadas em indivíduos no final da infância e na adolescência. Nalgumas culturas, a prática de ablações dentárias está associada a eventos como a puberdade e os ritos de iniciação nos homens ou a altura da menstruação ou do casamento nas mulheres.

Métodos de ablações dentárias: Na maioria das culturas onde se realizam ablações dentárias, o dente ou dentes são arrancados em vez de extraídos. Isto é normalmente efectuado colocando um pedaço de madeira ou metal contra a face vestibular da coroa do dente e, em seguida, batendo na extremidade deste objeto, na direção apropriada, com uma espécie de maço. Este último pode ser constituído por uma pedra, um pedaço de rocha, a parte de trás de um machado ou qualquer outro instrumento adequado. Os dentes podem ser completamente ablacionados por este método ou suficientemente soltos para permitir a sua remoção com os dedos. As posições relativas do operador e do doente durante as ablações dentárias variam. O doente pode estar sentado, mas, mais frequentemente, deitado no chão. Quando o doente se encontra nesta última posição, o operador pode sentar-se à cabeceira do doente, por vezes apoiando a cabeça do doente no colo, e remover o dente trabalhando por trás do doente. Noutros casos, o operador pode trabalhar a partir da parte da frente do doente, quer se coloque sobre o doente em decúbito ventral, quer se agache ao lado do doente. Não são prescritas por rotina medidas analgésicas ou anestésicas no pré-operatório, durante a operação ou no pós-operatório. A operação causa, de facto, um sofrimento e uma angústia mental consideráveis aos pacientes. Após a ablação do dente, podem ser utilizadas tentativas para controlar a hemorragia pós-operatória. A pressão dos dedos sobre o alvéolo, a utilização de um galho quente aplicado sobre a ferida e a aplicação de uma variedade de materiais vegetais, tais como galhos e folhas, que se crê terem propriedades estípticas.

Complicações após ablação dentária e germinectomia: As complicações dento-alveolares incluem fratura do osso alveolar, danos nos tecidos da mucosa e fratura da coroa do dente, deixando a raiz do dente in situ. As complicações também podem incluir sépsis grosseira da ferida, granuloma periapical, formação de abcessos, necrose da polpa e infestação bacteriana do canal radicular. As complicações após a remoção de dentes decíduos são a sépsis da ferida, a hemorragia e a laceração extensa dos tecidos moles.

O destino dos dentes desbastados: Por vezes, tem-se muito cuidado para dar um destino adequado aos dentes ablacionados. Em algumas tribos, os dentes eram enterrados no fogo cerimonial, guardados como amuletos ou enviados a membros de outras tribos. Na Austrália central, as tribos aborígenes trituravam os dentes ablacionados em fragmentos que eram depois colocados num pedaço de carne. Se o dente tivesse sido retirado a uma mulher, o dente pulverizado era comido pela mãe da rapariga. No caso de um homem, o dente era comido pela sogra. Outros costumes incluem o enterrar dos dentes arrancados na casca de uma árvore, enterrar os dentes junto a uma poça de água, atirar os dentes extraídos para a água e atirar o dente o mais longe possível em direção a um local de acampamento lendário.

Mutilações da coroa do dente

As mutilações da coroa dentária incluem a alteração da forma ou do aspeto dos dentes. A alteração da forma ou do aspeto da coroa do dente é efectuada através de lascas e obturações, tingimento e lacagem dos dentes, decoração da coroa do dente com incrustações, sobreposições, etc. O costume de alterar a forma da coroa dentária limita-se aos dentes anteriores (canino a canino) dos maxilares superior e inferior.

Razões para alterar a forma dos dentes: As razões incluem a estética, a identidade da tribo, os rituais de iniciação, os motivos religiosos e a identificação dos indivíduos com os animais. Peacock registou que muitas das pessoas que se submetiam a costumes como o achatamento das superfícies incisais, o esmerilamento dos incisivos até ao nível da gengiva, etc., ignoravam a razão pela qual eram feitos; a resposta habitual era "é a lei dos velhos, senhor". Segundo o chefe da aldeia, esta prática está relacionada com a crença de que, ao morrer, todas as pessoas entram num purgatório e passam por uma experiência de mastigar bambu verde. Se os dentes forem afiados, o bambu pode partir-se e perfurar a boca e o intestino. Se os dentes forem macios, o bambu pode ser mastigado sem efeitos nocivos.

Número e tipo de dentes envolvidos: Dois a doze dentes anteriores permanentes são os mais frequentemente afectados. Os dentes mais afectados por estes procedimentos são os incisivos centrais e laterais de cada maxilar e também os caninos.

Distribuição por idade e sexo: As mutilações das coroas dos dentes, tais como lascas e obturações, são efectuadas no final da infância e na adolescência. As lascas e obturações dentárias podem ser efectuadas tanto em homens como em mulheres.

Padrões de lascamento e obturação dentária: Em geral, as várias formas de lascamento e preenchimento da coroa do dente envolvem principalmente a mutilação de:

1. Borda incisal

2. O ângulo mesial e ou distal

3. A superfície mesial ou distal

4. A face labial

5. Toda a coroa do dente

A mutilação do bordo incisal pode envolver o achatamento horizontal da superfície incisal de tal forma que o comprimento da coroa do dente é encurtado.

Métodos de lascamento e preenchimento: As operações que produzem deformações envolvem geralmente um processo de lascamento do esmalte e da dentina com uma espécie de cinzel e martelo até se obter a forma desejada. O instrumento utilizado como cinzel é geralmente um instrumento metálico, como uma faca ou uma cabeça de machado. O martelo com o qual o cinzel é batido pode ser um martelo, a parte de trás de uma cabeça de machado ou uma pedra. A operação é efectuada com o doente sentado ou deitado no chão, com a cabeça no colo do operador. Os pacientes podem ser imobilizados com a cabeça presa entre os joelhos do operador ou segurados por outras pessoas. Antes de lascar os dentes, é colocado um pedaço de madeira entre os dentes molares para atuar como uma forma de retractor e manter os lábios e a língua fora do caminho. De seguida, os dentes são cinzelados de acordo com a forma desejada. Os dentes lascados podem ser deixados como estão ou submetidos a um processo secundário de alisamento com uma lima ou uma pedra abrasiva. Este processo pode durar de algumas horas a várias semanas. Os procedimentos efectuados em crianças envolvem o corte das coroas dentárias dos seis dentes anteriores maxilares com uma lâmina de serra ou uma faca de paddy.

Complicações da lasca e da obturação dos dentes: Complicações imediatas associadas à fragmentação e obturação do dente: fratura do dente, exposição da polpa, laceração dos tecidos moles. Ocasionalmente, as crianças sofreram uma hemorragia fatal ou "enlouqueceram" em resultado da operação. As complicações tardias incluem:

1. Necrose pulpar que produz dentes não vitais

2. Patologia periapical inflamatória

3. Sequelas de patologia periapical (celulite, osteomielite)

4. Cáries

5. Perda de dentes

Tingimento por lacagem dos dentes: A coloração extensa da coroa do dente erupcionado pode ser uma consequência de uma variedade de causas. Estas incluem má higiene oral, hábitos como fumar e mascar tabaco, uso de bétel, aplicação de corantes e tintas na coroa do dente. O escurecimento dos dentes através da aplicação de uma mistura contendo ferro na superfície do dente era um costume praticado no Japão antigo. O escurecimento dos dentes era utilizado principalmente para significar o casamento e a fidelidade no matrimónio e por razões estéticas. Algumas pessoas escurecem os dentes para ajudar a prevenir as cáries. A coloração dos dentes é geralmente conseguida mastigando as folhas ou a casca de determinadas espécies de plantas. O costume de lacar os dentes envolve um processo de pré-condicionamento ou gravação da superfície do esmalte, seguido da aplicação de agentes lacadores de coloração adequados. As pessoas registaram que a lacagem envolvia o condicionamento do esmalte durante dois dias com sumo de limão, seguido da aplicação de tintas pretas, gengibre e manga.

Outras técnicas incluem a utilização de misturas que contêm ferro, goma-laca e especiarias como o cravinho, a canela e a casca de romã.

Inlays e coroas dentárias decorativas: A utilização de incrustações e coroas dentárias para fins de adorno é a forma de mutilação dentária não terapêutica ocasionalmente encontrada entre os povos contemporâneos dentro e fora dos trópicos. Em geral, estas práticas são realizadas para fins de embelezamento, para significar riqueza ou para assinalar algum acontecimento. Os materiais de incrustação utilizados são a hematite, o jade, a pirite, a turquesa, a obsidiana e o ouro. A prática de colocar incrustações decorativas nos dentes da frente também era praticada na Índia em épocas anteriores. Os dentes dos marajás eram alegadamente incrustados com vidro ou pérolas. Os Dyaks do Bornéu fazem pequenos furos na superfície labial dos dentes superiores e colocam peças de cobre em defeitos de várias formas. No mundo moderno, a utilização de coroas de ouro nos dentes está relacionada com uma necessidade terapêutica de substituir tecidos dentários perdidos ou danificados. Entre os muçulmanos, a presença de uma coroa (barrete) de ouro no dente da frente é usada para significar que o utilizador visitou Meca, o centro espiritual dessa religião.

Mutilações dos tecidos moles

Tatuagem: A tatuagem de tecidos moles é uma prática que continua a ser relativamente popular em muitas zonas não tropicais e tropicais do mundo. Enquanto a tatuagem da pele é a expressão mais comum desta prática, a tatuagem do lábio e da gengiva é ocasionalmente vista. A gengiva pode ser tatuada quando as mulheres atingem a puberdade, quando se tornam noivas ou quando se casam. É praticada pelos homens para aliviar a dor associada às "gengivas doentes". Pensa-se que a tatuagem gengival tem um efeito terapêutico. A técnica de tatuagem gengival consiste em pintar a gengiva com uma camada de material pigmentado, geralmente carbono, que não é depois impregnado na mucosa gengival por meio de espinhos afiados nem de agulhas que perfuram a mucosa. A coloração azul-preta é a tonalidade habitual obtida com a gengiva, que pode ser obtida a partir de amendoins calcificados, de madeira queimada ou de petróleo de iluminação (a fuligem negra obtida a partir de uma lâmpada de petróleo acesa). Um lábio inferior tatuado nas mulheres sudanesas significa que a mulher é casada. As tatuagens faciais podem incluir uma tatuagem de forma triangular na superfície da pele, no ângulo da boca. A sua base é um ritual para afastar o "mau-olhado".

Outras formas de mutilação de tecidos moles: Uma variedade de outras práticas de mutilação com base em rituais ou costumes e envolvendo tecidos moles oro-faciais pode ocasionalmente ser encontrada entre pessoas de religiões tropicais. Estas incluem:

1. Perfuração dos lábios e dos tecidos moles periorais e inserção de materiais como a madeira, o marfim ou o metal em certas partes de África.

2. A perfuração temporária dos tecidos moles oro-faciais para fins cerimoniais na Índia e no Sudeste Asiático, em África com fé hindu e nos guardiões de templos chineses.

3. Uvulectomia

4. Cicatrização facial

5. Inserção de agulhas de charme "Susuks" nos tecidos moles faciais entre malaios, muçulmanos, Singapura, Indonésia, Brunei e Tailândia

6. Inserção de Labette e Joalharia de moda, São Francisco, E.U.A.

Razões para a mutilação de tecidos moles:

1. Auto-sofrimento para apaziguar a Deusa - Uma forma violenta de adoração

2. Tradição - Durante as cerimónias

3. Preservar a juventude melhorar o carisma melhorar a saúde

4. Para aumentar o sucesso nos empreendimentos comerciais

5. Atraente para o sexo oposto

6. Estética e moda

A estética tornou-se uma questão importante nos últimos anos e levou ao desenvolvimento de novos materiais e técnicas em medicina dentária. A decoração do corpo também ganhou influência. As alterações irreversíveis do corpo humano têm sido praticadas pelas civilizações antigas e modernas por uma variedade de razões. Algumas alterações são efectuadas para exprimir devoção espiritual ou dedicação à magia, para satisfazer plenamente as exigências sociais, para fazer uma afirmação pessoal ou para aumentar o sex appeal individual. Alguns destes procedimentos, como a tatuagem na pele, a colocação de marcas e o piercing no corpo, que eram utilizados pelas civilizações antigas, são comuns hoje em dia, especialmente nos países em desenvolvimento. O piercing corporal, em particular, foi alargado a todas as partes do corpo humano e pode ser adornado por membros de todos os grupos socioeconómicos. De especial interesse para os profissionais de saúde oral é o recente aumento mundial de piercings intra-orais em locais como o lábio, a bochecha, o frénulo e a úvula. Dependendo do piercing, têm sido observadas complicações específicas envolvendo os tecidos duros e moles, incluindo fracturas dentárias, recessão gengival, sensibilidade dentária e traumatismo gengival. Além disso, também foram registadas perturbações da fala, interface com a mastigação e a deglutição, aspiração, infeção, respostas alérgicas (hipersensibilidade ao metal), formação de tecido hiperplásico ou cicatricial, hematoma, neuroma e hemorragia prolongada.

Um pino metálico fixado na língua, no lábio ou noutras estruturas orais pode prejudicar a limpeza, com as consequentes repercussões na saúde oral. A placa bacteriana pode promover a desmineralização da superfície dentária resultando em cáries, ou pode afetar as estruturas periodontais causando recessão gengival, sensibilidade à dor e perda óssea. Quando a cavilha metálica está localizada no lábio inferior, as complicações afectam normalmente os dentes mandibulares anteriores, mas quando a cavilha metálica está localizada na língua, as complicações encontram-se nos dentes mandibulares anteriores e estão normalmente relacionadas com a recessão gengival, enquanto o piercing na língua está associado a lesões nos dentes. Foram relatadas na literatura fracturas dentárias devidas a piercing oral (piercing na língua), principalmente no caso do piercing na língua.

Estudos demonstraram que o piercing oral é um adorno corporal utilizado na sociedade moderna por indivíduos que desejam fazer uma afirmação pessoal. Algumas das razões propostas para justificar o uso de piercing oral são a moda, a rebeldia, a diferenciação, razões sexuais e influências étnicas e tribais. Verificou-se que o consumo de tabaco e de drogas ilícitas e o estado de depressão são mais prevalentes entre os estudantes universitários que usam piercings orais do que entre os estudantes que não usam piercings.

A utilização de piercings também tem sido associada a complicações sistémicas, como a dermatite de contacto na presença de metal e a endocardite. O piercing oral é geralmente realizado sem anestesia ou controlo de infecções. Os colocadores de piercings são geralmente ilimitados e auto-formados e têm poucos conhecimentos clínicos e anatómicos. Além disso, apenas alguns piercers estão conscientes do risco de endocardite bacteriana em indivíduos vulneráveis.

BARREIRAS SOCIOCULTURAIS

Dado que a comunicação facilita ou impede a eficácia de um encontro clínico, é importante fazer a ponte entre os clínicos ou educadores de saúde e os doentes de diferentes origens, com diferenças socioeconómicas e culturais. Um grupo étnico é considerado um grupo social e culturalmente construído, ao qual é atribuído um conjunto de características comuns (língua, costumes e aparência física). Neste contexto, o prestador de cuidados de saúde tem de andar na corda bamba - ser sensível às características do grupo étnico mas não estereotipar as pessoas. Por outras palavras, é preciso determinar até que ponto o indivíduo de uma cultura abandonou os traços da sua cultura de origem e adoptou os traços da cultura dominante em que reside. A avaliação dos recursos facilitadores, como o estatuto socioeconómico, é fundamental porque pode ter uma influência mais forte do que a etnia nas práticas de saúde e no acesso aos cuidados. A documentação revela que a distância cultural entre médicos e doentes afecta a quantidade e a qualidade da informação trocada.

Estudos antropológicos revelam que, desde a antiguidade, existe a prática de decorar ou mutilar o rosto, a boca, os dentes e outras estruturas do corpo. As razões são complexas e muito variadas, desde motivos relacionados com a estética a expressões culturais. O tema subjacente a todas elas parece ser a comunicação, quer a nível interpessoal, quer a nível espiritual; tais práticas continuam a prevalecer em certas tribos e em certos sectores da sociedade ainda hoje. Na sociedade moderna, estas práticas estão a ressurgir sob a forma de moda. O conhecimento destas práticas mutiladoras é importante, uma vez que fornecem informações valiosas sobre as crenças e tradições culturais das pessoas que as praticam. Podem dar origem a patologias dos dentes e dos tecidos oro-faciais e são também importantes para a odontologia forense. Os profissionais de medicina dentária devem estar cientes de tais práticas para um diagnóstico e tratamento correctos e educá-los no sentido de prevenir tais práticas potencialmente prejudiciais para evitar complicações de saúde oral e geral decorrentes destes costumes.

Uma educação para a saúde eficaz pode ajudar os estudantes adolescentes a tomar decisões sobre uma série de questões relacionadas com a arte corporal, como os riscos para a saúde e os factores de desempenho para reduzir os perigos.

CONCLUSÃO

O estilo de vida está associado à saúde oral medida clinicamente. O estilo de vida, medido pelo tabagismo, consumo de álcool, hábitos alimentares e atividade física, que são factores de risco cardiovascular, está associado à cárie dentária, à saúde periodontal e à estomatite por dentadura. O estilo de vida está associado a alguns, mas não a todos, os antecedentes ou factores predisponentes das doenças orais. O estilo de vida explica uma grande parte das diferenças na saúde oral entre grupos socioeconómicos e entre homens e mulheres.

O estilo de vida pode ser um fator explicativo essencial que liga a saúde oral à saúde geral. Assim, o controlo do estilo de vida é essencial quando se estudam as influências biológicas da saúde oral na saúde geral. Do mesmo modo, quando se estuda o efeito exclusivo do tabagismo nas doenças orais, deve considerar-se o estilo de vida geral como fator de confusão.

O estilo de vida está associado aos hábitos de limpeza oral, mas não aos hábitos de visita ao dentista. Os impactos de um estilo de vida orientado para a saúde em comportamentos de saúde dentária distintos podem diferir em magnitude. Alguns comportamentos em matéria de saúde dentária parecem ser promovidos por outros motivos que não a mera saúde. As pessoas que trabalham no domínio da educação para a saúde devem ter em conta as restrições que o estilo de vida geral de uma pessoa pode ter na melhoria de um comportamento individual.

As regiões desenvolvidas e subdesenvolvidas dos trópicos possuem um vasto repositório de crenças e conhecimentos sobre saúde, doença e tratamento. Em alguns casos, estes conhecimentos foram mantidos durante centenas de anos. É importante que todos os que estão envolvidos no planeamento do sistema de prestação de cuidados de saúde dentária estejam conscientes desses conhecimentos.

Esta consciência é importante no contexto de:

1. Abordagem sensível e respeito pelas crenças culturais por parte de quem trata os pacientes de acordo com métodos modernos e por parte de quem planeia o sistema de

prestação de cuidados dentários.

2. Refletir sobre a integração das crenças e práticas locais.

3. Convencer as pessoas dos efeitos nocivos de certas práticas.

As pessoas envolvidas na prestação de cuidados dentários e na formação profissional em medicina dentária devem identificar as práticas culturais que envolvem os dentes e os tecidos moles orais.

Os indicadores socioeconómicos comummente avaliados podem não estar tão fortemente associados à perda de dentes em populações etnicamente diversas e a força das associações não é uniforme entre raças/etnias.

A saúde é uma consequência do estilo de vida de um indivíduo, bem como dos factores que a determinam. Cada um de nós tem as suas próprias crenças e práticas relativamente à saúde e à doença. A obtenção de uma saúde óptima exige a adoção de estilos de vida saudáveis. Nós, os profissionais de saúde, temos de desencorajar as práticas pouco saudáveis através de uma educação sanitária intensiva e promover a adoção de práticas saudáveis. Os trabalhadores dos cuidados de saúde primários e os professores podem desempenhar um papel vital na sensibilização da população em geral e dos estudantes para os efeitos adversos das práticas de estilo de vida prejudiciais.

BIBLIOGRAFIA

Burt BA, Eklund SA (2005). *Dentistry, Dental Practice, and the Community.* Elsevier Ciências da Saúde.

Butani Y, Weintraub JA, Barker JC (2008). Crenças culturais relacionadas com a saúde oral em quatro grupos raciais/étnicos: Assessment of the literature. *BMC Oral Health,* 8:26.

Cancela M de C et al. (2009). Consumo de álcool e risco de cancro da cavidade oral entre os homens num estudo prospetivo em Kerala, Índia. *Medicina Dentária Comunitária e Epidemiologia Oral,* 37(4):342-349.

Cappelli DP, Mobley CC (2008). *Prevenção em Cuidados Clínicos de Saúde Oral.* Elsevier Ciências da Saúde.

Chapple ILC et al. (2017). Interação do estilo de vida, comportamento ou doenças sistémicas com a cárie dentária e as doenças periodontais: relatório de consenso do grupo 2 do workshop conjunto EFP/ORCA sobre as fronteiras entre a cárie e as doenças periodontais. *Journal of Clinical Periodontology,* 44 Suppl 18:S39-S51.

Daly B et al. (2013). *Essential Dental Public Health (Saúde Pública Dentária Essencial).* OUP Oxford.

Davies GN (1963). Costumes e hábitos sociais e o seu efeito na doença oral. *Journal of Dental Research,* 2:209-232.

Dumitrescu AL, Dogaru BC, Dogaru CD (2009). Autocontrolo e autoconfiança: a sua relação com o estado e os comportamentos de saúde oral auto-avaliados. *Saúde Oral e Medicina Dentária Preventiva,* 7(2):155-162.

Dumitrescu AL, Toma C, Lascu V (2009). Auto-gosto, auto-competência, investimento corporal e perfeccionismo: associações com o estado de saúde oral e comportamentos relacionados com a saúde oral. *Saúde Oral e Medicina Dentária Preventiva,* 7(2):191-200.

Dunning JM (1986). *Principles of Dental Public Health (Princípios de Saúde Pública*

Dentária). Harvard University Press.

Freeman R (1999). Barriers to accessing dental care: patient factors. *British Dental Journal,* 187(3): 141-144.

Grembowski D, Andersen RM, Chen M (1989). A public health model of the dental care process (Um modelo de saúde pública do processo de cuidados dentários). *Medical Care Review,* 46(4):439-496.

de Groot LCPMG et al. (2004). Lifestyle, nutritional status, health, and mortality in elderly people across Europe: a review of the longitudinal results of the SENECA study. *The Journals of Gerontology. Série A, Ciências Biológicas e Ciências Médicas,* 59(12): 1277-1284.

Harris N, Garcia-Godoy F, Nathe CN (2013). *Odontologia Preventiva Primária.* Pearson Education.

Hasselkvist A, Johansson A, Johansson A-K (2014). Associação entre o consumo de refrigerantes, saúde oral e alguns factores de estilo de vida em adolescentes suecos. *Ata Odontologica Scandinavica,* 72(8):1039-1046.

Haveman-Nies A, de Groot LCPGM, van Staveren WA (2003). Qualidade da dieta, factores de estilo de vida e envelhecimento saudável na Europa: o estudo SENECA. *Age and Ageing,* 32(4):427-434.

Heilmann A, Tsakos G, Watt RG (2015). Saúde oral ao longo da vida. In: Burton-Jeangros C et al., eds. *A Life Course Perspective on Health Trajectories and Transitions.* Cham (CH), Springer, 2015.

Hilton IV et al. (2007). Factores culturais e cuidados de saúde oral das crianças: um estudo qualitativo de cuidadores de crianças pequenas. *Medicina Dentária Comunitária e Epidemiologia Oral,* 35(6):429-438.

Hung H-C et al. (2003). Perda de dentes e ingestão alimentar. *Journal of the American Dental Association (1939),* 134(9):1185-1192.

Hunt RJ, Slade GD, Strauss RP (1995). Differences between racial groups in the impact of oral disorders among older adults in North Carolina. *Journal of Public Health*

Dentistry, 55(4):205-209.

Inglehart MR, Bagramian R (2002). *Qualidade de vida relacionada com a saúde oral.* Quintessence Pub.

Jimenez M et al. (2009). Variações raciais/étnicas nas associações entre factores socioeconómicos e perda de dentes. *Medicina Dentária Comunitária e Epidemiologia Oral,* 37(3):267-275.

Johnson GK, Hill M (2004). O consumo de cigarros e o paciente periodontal. *Jornal de Periodontologia,* 75(2):196-209.

Johnson GK, Slach NA (2001). Impacto do consumo de tabaco no estado periodontal. *Journal of Dental Education,* 65(4):313-321.

Johnson N (2001). Consumo de tabaco e cancro oral: uma perspetiva global. *Journal of Dental Education,* 65(4):328-339.

Jong A (1981). *Dental Public Health and Community Dentistry.* Mosby.

Kranz S et al. (2006). A diet quality index for American preschoolers based on current dietary intake recommendations and an indicator of energy balance. *Journal of the American Dietetic Association,* 106(10):1594-1604.

Kranz S, Smiciklas-Wright H, Francis LA (2006). Qualidade da dieta, açúcar adicionado e ingestão de fibra alimentar em pré-escolares americanos. *Odontopediatria,* 28(2):164-171-198.

Kudo Y et al. (2016). Ambiente oral e cancro. *Genes e Ambiente,* 38:13.

Kwan SYL et al. (2005). Escolas promotoras de saúde: uma oportunidade para a promoção da saúde oral. *Boletim da Organização Mundial de Saúde,* 83(9):677-685.

La Vecchia C et al. (1993). Dieta e carcinoma oral humano na Europa. *Jornal Europeu do Cancro. Parte B, Oncologia Oral,* 29B(1):17-22.

La Vecchia C et al. (1997). Epidemiologia e prevenção do cancro oral. *Oral Oncology,* 33(5):302-312.

Liu Y, Li Z, Walker MP (2014). Disparidades sociais no status da dentição entre adultos americanos. *International Dental Journal*, 64(1):52-57.

Ly KA, Milgrom P, Rothen M (2006). Xilitol, edulcorantes e cáries dentárias. Odontopediatria, 28(2):154-163-198.

Lynch H, Milgrom P (2003). Xilitol e cárie dentária: uma visão geral para os clínicos. *Journal of the California Dental Association*, 31(3):205-209.

Marshall TA et al. (2002). Oral health, nutrient intake and dietary quality in the very old. *Journal of the American Dental Association (1939)*, 133(10):1369-1379.

Mataki S (2000). Relação paciente-dentista. *Jornal de Ciências Médicas e Dentárias*, 47(4):209-214.

Moynihan P, Petersen PE (2004). Diet, nutrition and the prevention of dental diseases (Dieta, nutrição e prevenção de doenças dentárias). *Nutrição em Saúde Pública*, 7(1A):201-226.

Moynihan PJ (2005). O papel da dieta e da nutrição na etiologia e prevenção das doenças orais. *Boletim da Organização Mundial de Saúde*, 83(9):694-699.

Muwonge R et al. (2008). Role of tobacco smoking, chewing and alcohol drinking in the risk of oral cancer in Trivandrum, India: a nested casecontrol design using incident cancer cases. *Oral Oncology*, 44(5):446- 454.

Nakata A et al. (2008). Perceção de stress psicossocial no trabalho e bruxismo do sono entre trabalhadores do sexo masculino e feminino. *Odontologia Comunitária e Epidemiologia Oral*, 36(3):201-209.

Nassani MZ et al. (2015). O valor da saúde bucal está relacionado à cultura e ao ambiente, ou à função e à estética? *Saúde Bucal Comunitária*, 32(4):204-208.

Palmer C, Boyd LD (2016). *Dieta e Nutrição em Saúde Oral*. Pearson Education.

Paul BD (1955). *Health, Culture, and Community (Saúde, Cultura e Comunidade)*. Fundação Russell Sage.

Payne BJ, Locker D (1996). Relationship between dental and general health behaviors in a Canadian population (Relação entre comportamentos de saúde geral e dentária numa população canadiana). *Journal of Public Health Dentistry,* 56(4):198-204.

Pearce MS et al. (2004). Será que as circunstâncias no início da vida contribuem para a retenção de dentes na meia-idade? *Journal of Dental Research,* 83(7):562-566.

Pearce MS et al. (2009). Lifecourse socio-economic mobility and oral health in middle age (Mobilidade socioeconómica ao longo da vida e saúde oral na meia-idade). *Journal of Dental Research,* 88(10):938-941.

Peter S (2008). *Essentials Of Preventive Community Dentistry (Fundamentos da Medicina Dentária Preventiva Comunitária).* Editora Arya (Medi).

Petersen PE (2003). The World Oral Health Report 2003: continuous improvement of oral health in the 21st century - the approach of the WHO Global Oral Health Programme. *Medicina Dentária Comunitária e Epidemiologia Oral,* 31 Suppl 1:3-23.

Petersen PE (2004). Desafios para a melhoria da saúde oral no século XXI - a abordagem do Programa Mundial de Saúde Oral da OMS. *International Dental Journal,* 54(6 Suppl 1):329-343.

Petersen PE et al. (2008). Oral and general health behaviours among Chinese urban adolescents (Comportamentos de saúde oral e geral entre adolescentes urbanos chineses). *Medicina Dentária Comunitária e Epidemiologia Oral,* 36(1):76-84.

Petti S (2009). Factores de risco do estilo de vida para o cancro oral. *Oral Oncology,* 45(4-5):340-350.

Pflipsen M, Zenchenko Y (2017). Nutrição para a saúde oral e manifestações orais de má nutrição e hábitos pouco saudáveis. *Medicina Dentária Geral,* 65(6):36-43.

Pinho CM (1997). *Saúde oral comunitária.* Wright.

Pine CM, Harris R (2007). *Saúde Oral Comunitária.* Quintessence Pub.

Pippi R et al. (2017). Quanto é que os pacientes italianos em terapia periodontal de suporte sabem sobre o papel do tabagismo na saúde oral e qual é o seu estilo de vida? *Jornal da Sociedade Internacional de Odontologia Preventiva e Comunitária,* 7(5):279-291.

Pla GW (1994). Saúde oral e nutrição. *Cuidados Primários*, 21(1):121-133.

Rugg-Gunn AJ (1993). Nutrição, dieta e saúde pública dentária. *Community Dental Health*, 10 Suppl 2:47-56.

Saengtipbovorn S, Taneepanichskul S (2014). Eficácia do programa de mudança de estilo de vida mais cuidados dentários (LCDC) na melhoria do estado glicémico e periodontal em idosos com diabetes tipo 2. *BMC oral health*, 14:72.

Saengtipbovorn S, Taneepanichskul S (2015a). O programa Lifestyle Change Plus Dental Care (LCDC) melhora o conhecimento, a atitude e a prática (KAP) em relação à saúde oral e à diabetes mellitus entre os idosos com diabetes tipo 2. *Jornal da Associação Médica da Tailândia = Chotmaihet Thangphaet*, 98(3):279-290.

Saengtipbovorn S, Taneepanichskul S (2015b). Eficácia da mudança de estilo de vida mais o programa de cuidados dentários na melhoria do estado glicémico e periodontal em pacientes idosos com diabetes: um cluster, randomizado, ensaio controlado. *Jornal de Periodontologia*, 86(4):507-515.

Sakki TK et al. (1994). Estilo de vida, cárie dentária e número de dentes. *Medicina Dentária Comunitária e Epidemiologia Oral*, 22(5 Pt 1):298-302.

Sakki TK et al. (1995). Association of lifestyle with periodontal health (Associação do estilo de vida com a saúde periodontal). *Medicina Dentária Comunitária e Epidemiologia Oral*, 23(3):155-158.

Sakki TK, Knuuttila ML, Anttila SS (1998). Estilo de vida, género e estatuto profissional como determinantes do comportamento de saúde dentária. *Journal of Clinical Periodontology*, 25(7):566-570.

Scardina GA, Messina P (2012). Boa saúde oral e dieta. *Jornal de Biomedicina & Biotecnologia*, 2012:720692.

Sheiham A (2001). Efeitos da dieta nas doenças dentárias. *Nutrição em Saúde Pública*, 4(2B):569-591.

Slack GL, Burt BA (1974). *Dental Public Health: An Introduction to Community Dentistry*. J. Wright.

Slaughter A, Smith VJ, Taylor L (2004). Progressing towards a more culturally competent approach to dental care for African American elders. *Cuidados Especiais em Medicina Dentária: Publicação oficial da Associação Americana de Dentistas Hospitalares, da Academia de Medicina Dentária para Deficientes e da Sociedade Americana de Medicina Dentária Geriátrica*, 24(6):301-307.

Strauss RP (1996). Cultura, profissionais de medicina dentária e valores de saúde oral em sociedades multiculturais: medição de factores culturais na investigação e educação em saúde oral geriátrica. *Gerodontologia*, 13(2):82-89.

Teng H-C et al. (2003). Estilo de vida e factores psicossociais associados à periodontite crónica em adultos taiwaneses. *Jornal de Periodontologia*, 74(8):1169-1175.

Tomba E (2012). Avaliação do estilo de vida em relação à saúde. *Avanços em Medicina Psicossomática*, 32:72-96.

Turnock BJ (2014). *Essentials of Public Health (Fundamentos da Saúde Pública)*. Jones & Bartlett Learning.

Watt R, Sheiham A (1999). Inequalities in oral health: a review of the evidence and recommendations for action. *British Dental Journal*, 187(1):6-12.

Wickholm S et al. (2003). Fumar cigarros, usar rapé e beber álcool: comportamentos de risco coexistentes para a saúde oral em jovens do sexo masculino. *Medicina Dentária Comunitária e Epidemiologia Oral*, 31(4):269-274.

Winkelman M (2008). *Cultura e saúde: Applying Medical Anthropology*. John Wiley & Sons.

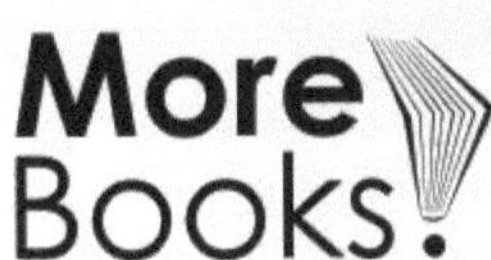

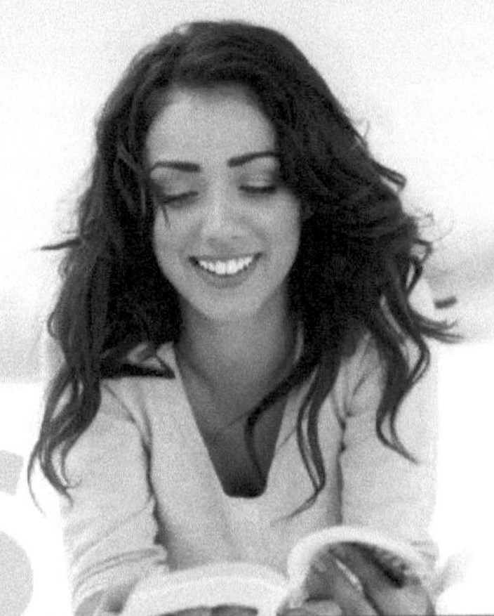

Buy your books fast and straightforward online - at one of world's fastest growing online book stores! Environmentally sound due to Print-on-Demand technologies.

Buy your books online at
www.morebooks.shop

Compre os seus livros mais rápido e diretamente na internet, em uma das livrarias on-line com o maior crescimento no mundo! Produção que protege o meio ambiente através das tecnologias de impressão sob demanda.

Compre os seus livros on-line em
www.morebooks.shop

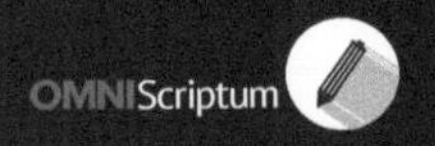

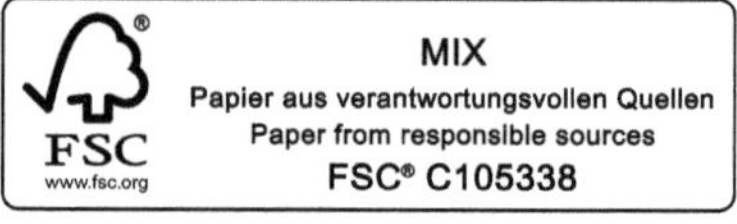

Printed by Books on Demand GmbH, Norderstedt / Germany